快读慢活

陪 伴 女 性 终 身 成 长

女子健康全书

[日] 内山明好 编著

安忆 译

江西科学技术出版社

Q

你曾遇到过
这些令人困惑的
情况吗?

一旦感觉身体不适，与往常不一样，请及时去医院检查。

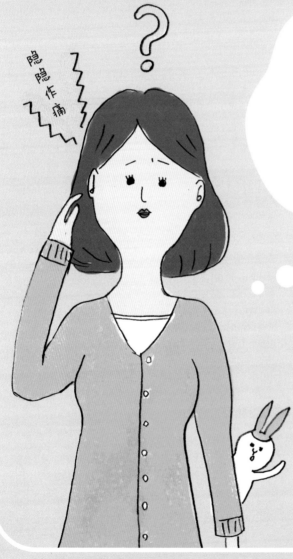

隐隐作痛

"感觉与往常不一样"，到底是一种什么样的感觉？

正因为搞不清，才会忽视病症，导致病情恶化。

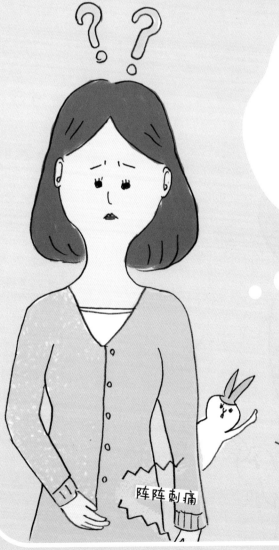

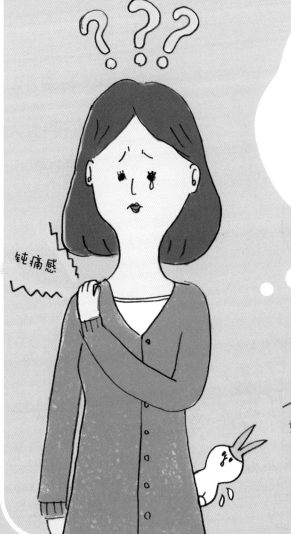

希望本书可以帮助大家读懂身体发出的信号，在一定程度上消除心中的疑惑，让身心保持健康的状态。

声明！

● 本书介绍了身体各部位出现的症状以及可能与此有关的疾病。然而，只通过单一症状无法准确地判断并确定疾病。在实际就诊时，医生会通过并发的各种症状与临床检查结果等进行综合判断，最终做出诊断，确定疾病。本书介绍的内容仅为某单一症状可能由某一疾病引发，仅供读者参考。

● 本书的主旨在于希望各位读者能"倾听身体发出的求救信号"。书中介绍的症状只代表患有某种疾病的可能性，并不意味着患该病的患者一定会出现这一症状。

● 仅通过本书介绍的症状进行自我诊断是非常危险的。若身体出现令人不适或在意的症状，请在参考本书内容的同时，务必前往专业医疗机构接受诊治。

● 本书中的信息更新截止至2022年6月。

目录
CONTENTS

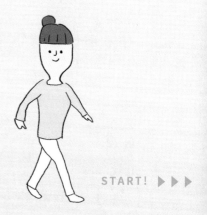

START! ▶ ▶ ▶

先观察、触摸、尝试
基础自我检查

自我检查
01

观察跟腱宽度
+ etc

血脂异常症

▶P4

自我检查
02

画漩涡
+ etc

隐性脑梗死

▶P5

自我检查
03

将手指浸入冷水中
+ etc

胶原病

▶P6

自我检查
04

观察眉毛的长度
+ etc

桥本甲状腺炎、巴塞杜氏病

▶P7

自我检查
05

查看视物情况
+ etc

血液流通不畅

▶P10

自我检查
06

在眼睑上吊一枚硬币
+ etc

上眼睑下垂

▶P11

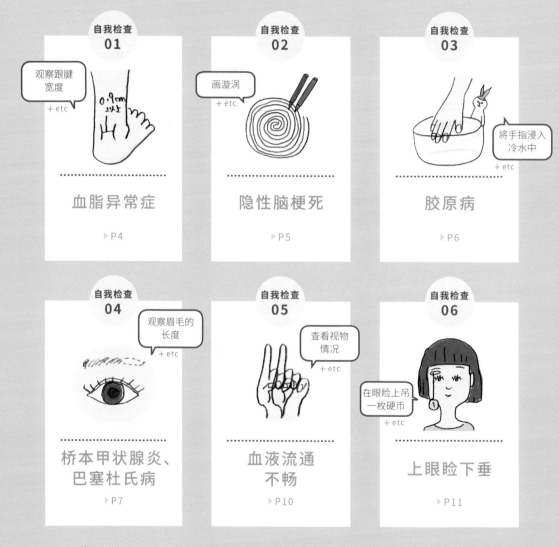

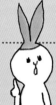

OTHER ▶▶▶▶▶▶▶▶▶   🖐 CHECK   下意识做出的动作与习惯，或许也是某种疾病的信号。 ▶P8

通过观察、活动自己的身体就能做的健康诊断小测试。平时下意识做出的动作和习惯，以及个人体质或性格也是判断疾病的依据。

诊断结果仅代表一种可能性。出现令人不适或在意的身体症状时，请勿只自行判断，务必前往专业的医疗机构就诊。

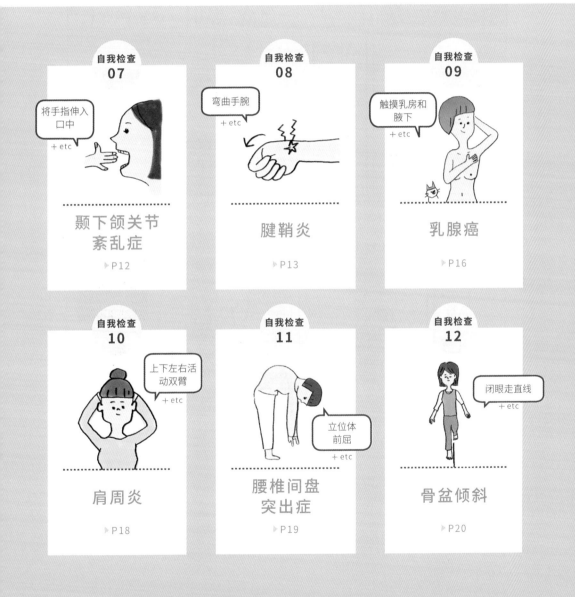

自我检查 **07**
将手指伸入口中
+ etc
颞下颌关节紊乱症
▶ P12

自我检查 **08**
弯曲手腕
+ etc
腱鞘炎
▶ P13

自我检查 **09**
触摸乳房和腋下
+ etc
乳腺癌
▶ P16

自我检查 **10**
上下左右活动双臂
+ etc
肩周炎
▶ P18

自我检查 **11**
立位体前屈
+ etc
腰椎间盘突出症
▶ P19

自我检查 **12**
闭眼走直线
+ etc
骨盆倾斜
▶ P20

CHECK 不经意间的一些症状，也许是疾病的信号？ ▶ P14

CHECK 天生的体质或性格也与疾病有关？ ▶ P22

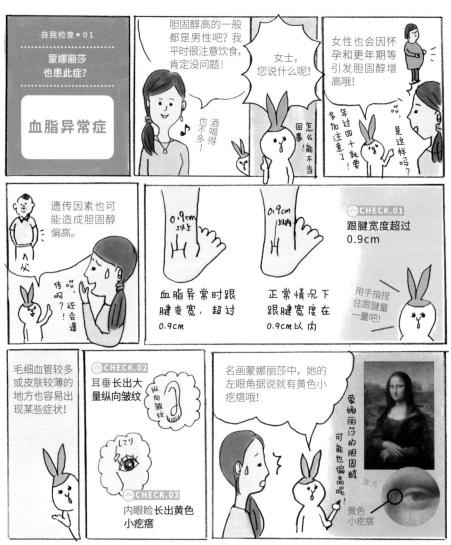

引用：《蒙娜丽莎其实患有高血脂——29副肖像画病例》篠田达明 著（日本新潮社出版）

血液中的胆固醇过多引发的疾病。放任不管会发展为动脉硬化、急性心肌梗死（P114）等重大疾病。病因一般认为主要有不良的生活习惯、更年期的激素失调以及遗传因素等。

数据资料 ————

发病年龄　40岁以上

发病率　—

就诊科室　内科　心内科

💬 解说

CHECK.01
跟腱伸缩频繁，容易受损，其中的血管很容易堆积胆固醇。正常情况下跟腱的宽度应小于0.9cm，血脂异常后跟腱肿胀，宽度超过0.9cm。

CHECK.02
发展为动脉硬化后，血液流通不畅，营养逐渐难以输送到身体末端。比如，毛细血管较多的耳垂，容易因营养不足使其中脂肪部分萎缩，从而形成皱纹。

CHECK.03
上述黄色小疙瘩是胆固醇堆积形成的，这是动脉硬化正在恶化的征兆。这些小疙瘩特别容易出现在皮肤较薄的部位，除了内眼睑（眼头），手肘处也容易出现。

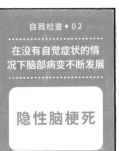

自我检查 • 02

在没有自觉症状的情况下脑部病变不断发展

隐性脑梗死

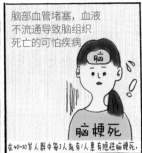

脑部血管堵塞，血液不流通导致脑组织死亡的可怕疾病

脑梗死

在40~50岁人群中每3人就有1人患有隐性脑梗死。

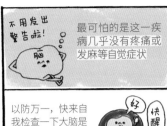

不用发出警告啦！

最可怕的是这一疾病几乎没有疼痛或发麻等自觉症状

以防万一，快来自我检查一下大脑是否存在异常吧

快醒醒！

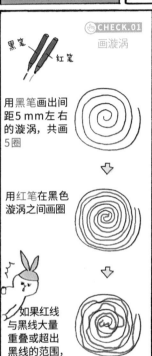

🖐 CHECK.01 画漩涡

黑笔 红笔

用黑笔画出间距5mm左右的漩涡，共画5圈

⬇

用红笔在黑色漩涡之间画圈

⬇

如果红线与黑线大量重叠或超出黑线的范围，就要警惕了

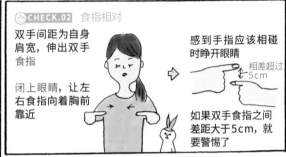

🖐 CHECK.02 食指相对

双手间距为自身肩宽，伸出双手食指

闭上眼睛，让左右食指向着胸前靠近

感到手指应该相碰时睁开眼睛

相差超过5cm

如果双手食指之间差距大于5cm，就要警惕了

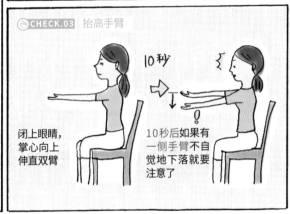

🖐 CHECK.03 抬高手臂

10秒

闭上眼睛，掌心向上伸直双臂

10秒后如果有一侧手臂不自觉地下落就要注意了

隐 性脑梗死是指不出现半身不遂或手脚发麻等重度症状的脑梗死。有的病例甚至不会出现任何症状。然而如果置之不理，约有三成患者在5年内发生脑梗死的风险会提高。

数据资料

发病年龄
40岁以上

就诊科室
内科

发病率
40~50每每
3人中1人

脑血管、
脑神经内科

💬 解说

🖐 CHECK.01
大脑的基底核负责调节运动时的精细动作，小脑负责平衡感。这一测试会同时运用到两者的功能。

🖐 CHECK.02
双手食指相差超过5cm，可能是负责调节肌肉活动的小脑处理能力低下引起的。

🖐 CHECK.03
一侧手臂无意识地下落可能是锥体束出现问题，无意识向内侧倾斜可能是前额叶出现问题。

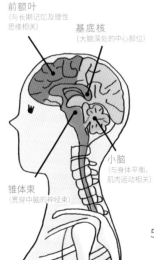

前额叶
（与长期记忆及理性思维相关）

基底核
（大脑深处的中心部位）

小脑
（与身体平衡、肌肉运动相关）

锥体束
（贯穿中脑的神经束）

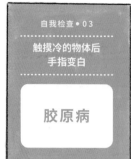

自我检查 ● 03

触摸冷的物体后
手指变白

胶原病

他的名字叫
免疫细胞

是帮助我们
消灭病原体
的可靠伙伴

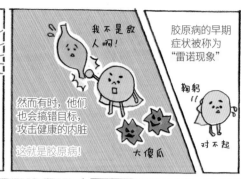

我不是敌
人啊！

然而有时，他们
也会搞错目标，
攻击健康的内脏

这就是胶原病！

大傻瓜

胶原病的早期
症状被称为
"雷诺现象"

鞠躬

对不起

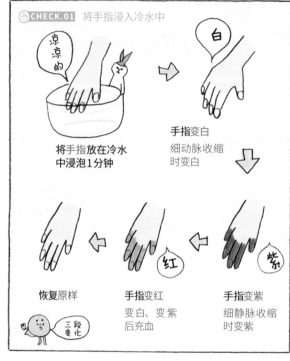

CHECK.01 将手指浸入冷水中

凉凉的

白

将手指放在冷水
中浸泡1分钟

手指变白

细动脉收缩
时变白

恢复原样

三段变化

手指变红

变白、变紫
后充血

红

手指变紫

细静脉收缩
时变紫

紫

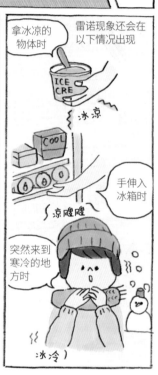

拿冰凉的
物体时

雷诺现象还会在
以下情况出现

ICE CRE

冰凉

COOL

凉飕飕

手伸入
冰箱时

突然来到
寒冷的地
方时

冰冷

胶原病是皮肤、关节、肌肉出现炎症，全身组织出现损伤的一类疾病的总称。其共通的早期症状是著名的"雷诺现象"，即手脚接触冷的物体后前端变白。这是因为手指、脚趾血液循环不通畅，细微的温度变化就会引发血管收缩。

数据资料

发病年龄
20~70岁

就诊科室
内科
风湿免疫科

发病率
不同疾病各不
相同

各种胶原病

红斑狼疮

男女的发病比例为1：10，女性（20~50岁）发病率极高的疾病。脸颊上长出蝴蝶展翅形状的红色湿疹。

干燥综合征 ▶P44

全身干燥缺水。症状大多为不分泌唾液，无法吞咽食物，完全不流眼泪等。

类风湿关节炎 ▶P97、P131

左右对称地出现双手或膝部关节肿痛。起床时双手发胀，出现难以弯曲等症状。

※出现雷诺现象的病例较少

硬皮病 ▶P141

皮肤从指尖开始逐渐变硬的疾病。初期多感到手指水肿，随后全身以及内脏会逐渐变硬。

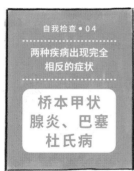

两种疾病出现完全
相反的症状

桥本甲状
腺炎、巴塞
杜氏病

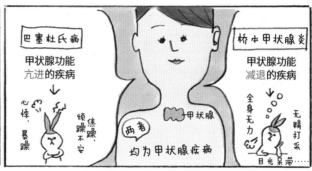

巴塞杜氏病
甲状腺功能
亢进的疾病
心悸、暴躁
焦躁、
烦躁不安

甲状腺
两者
均为甲状腺疾病

桥本甲状腺炎
甲状腺功能
减退的疾病
全身无力
无精打采
目光呆滞……

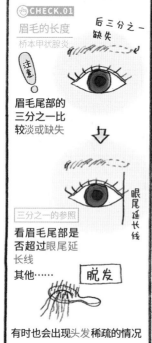

CHECK.01

眉毛的长度
桥本甲状腺炎

后三分之一
缺失

注意

眉毛尾部的
三分之一比
较淡或缺失

眼尾延长线

三分之一的参照

看眉毛尾部是
否超过眼尾延
长线

其他……

脱发

有时也会出现头发稀疏的情况

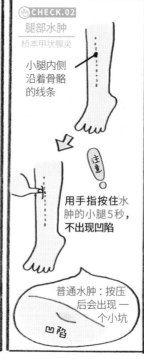

CHECK.02

腿部水肿
桥本甲状腺炎

小腿内侧
沿着骨骼
的线条

注意

用手指按住水
肿的小腿5秒,
不出现凹陷

普通水肿:按压
后会出现一
个小坑

凹陷

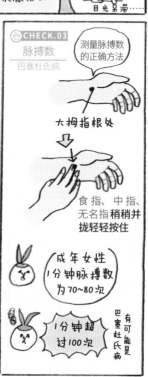

CHECK.03

脉搏数
巴塞杜氏病

测量脉搏数
的正确方法

大拇指根处

食指、中指、
无名指稍稍并
拢轻轻按住

成年女性
1分钟脉搏数
为70~80次

1分钟超
过100次

有可能是巴塞杜氏病

两 者均为女性更高发的疾病,甲
状腺位于甲状软骨下,会分泌
促进新陈代谢的激素。这一作用过
强的巴塞杜氏病会造成体力消耗加
剧。而桥本甲状腺炎则表现为新陈
代谢低下,身体功能衰弱。

数据资料

发病年龄	桥本甲状腺炎	25~50岁
	巴塞杜氏病	20~40岁
发病率	桥本甲状腺炎	40岁以上人群占10%
	巴塞杜氏病	200人中1人
就诊科室	内科	内分泌科

CHECK.01 造成新陈代谢变弱的桥本甲状腺炎会让皮
肤变得干燥,从而出现皮脂减少,因此容
易脱发。除了眉毛,头发与体毛也会脱落。

CHECK.02 桥本甲状腺炎会造成细胞功能低下,体内
玻尿酸等无法分解,身体各个部位出现水
肿。但与平时因钠摄入过多,体内水分滞
留引发的水肿不同,手指按压水肿部位不
会出现凹陷,而是保持原样。

CHECK.03 新陈代谢异常活跃,睡眠中消耗的能量与
正常人奔跑时差不多。心脏总是过度运作,
脉搏也会变快。

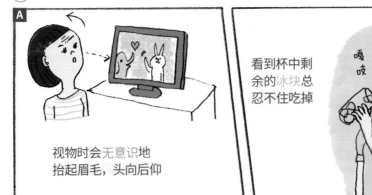

A 视物时会无意识地抬起眉毛，头向后仰

B 看到杯中剩余的冰块总忍不住吃掉

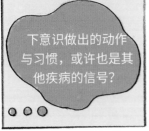

下意识做出的动作与习惯，或许也是其他疾病的信号？

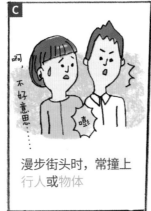

C 漫步街头时，常撞上行人或物体

D 紧张或精神集中时手不由自主地抖动

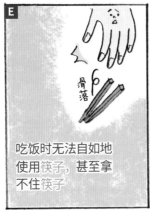

E 吃饭时无法自如地使用筷子，甚至拿不住筷子

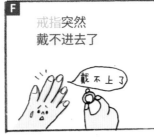

F 戒指突然戴不进去了

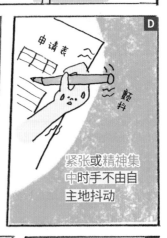

G 不冷也没有抓挠，可鼻头总是红彤彤的

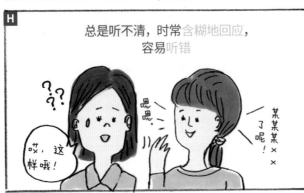

H 总是听不清，时常含糊地回应，容易听错

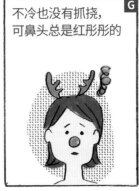

你也有类似的经历吗？

A

(疾病) **上 眼 睑 下 垂**

眼部肌肉力量衰弱，致使上眼睑下垂

看东西时，你的头部是否会无意识后仰，抬起眉毛产生抬头纹呢？这些都可能是患有上眼睑下垂的征兆。这是一种肌肉力量不足的疾病。此症的一大特点是在傍晚时分症状会加剧。

详见▶ P11

B

(疾病) **嗜 冰 症**

约有两成女性患此病

这是一种忍不住想吃冰块的疾病。判断的标准是"一天吃掉超过一制冰盒的冰块"。嗜冰症的背后其实是贫血引发的缺铁。人体缺铁后氧气无法输送到大脑，体温调节功能变差。口腔中温度升高，人就会想要吃冰。

想吃冰块
竟然是缺铁的
信号？！

C

(疾病) **青 光 眼**

不知为什么就是无法避开

明明没有注意力散漫，可就是容易撞到别人。常遇到这种情况，说不定是眼睛出了问题。青光眼就有可能造成这一问题。因视野逐渐变窄，所以容易踩空台阶或磕磕碰碰。

详见▶ P54

D

(疾病) **特 发 性 震 颤**

一紧张就会不住地发抖

这一症状在紧张时尤为明显，手会出现不由自主地震颤。病因尚不明，但手部震颤会给做精细动作带来困难，对进食、写笔记等日常生活也会有所影响。

E

(疾病) **脑 梗 死**

使用筷子变成了高级技能

这是脑血管堵塞的危险症状。广为人知的早期症状：有一侧手脚使不上劲、视物出现重影等。使用筷子需要大脑复杂精细地控制手指，用筷子时特别容易显现出前文所述症状。

详见▶ P132

F

(疾病) **类 风 湿 关 节 炎**

手指在短时间内变粗

这一疾病会造成手部关节发炎。早期症状为从指尖开始数的第2、3指关节肿胀。

详见▶ P97、P131

G

(疾病) **酒 精 性 肝 炎**

1 天饮酒超过
540mL 十分危险

鼻头处毛细血管密集。如果这个部位不是某一时间段，而是一直发红，可能是血管慢性淤堵引发的血管上浮。其原因是过量饮酒引发的肝脏疲劳。肝脏出现问题后，血流不畅、瘀滞，从而引发血管阻塞。

H

(疾病) **感 音 神 经 性 耳 聋**

容易听错辅音为"S"和"T"的词

耳朵中的内耳负责将感知到的声音传递给大脑。这一部位出问题后，只能接收到片段式的声音信息，从而出现耳背的症状。常见的情况是无法听到对话中高音区的发音，如有辅音"S"和"T"的词。每天都在上班路上戴着耳机听音乐的人，也要注意相关症状。

详见▶ P92

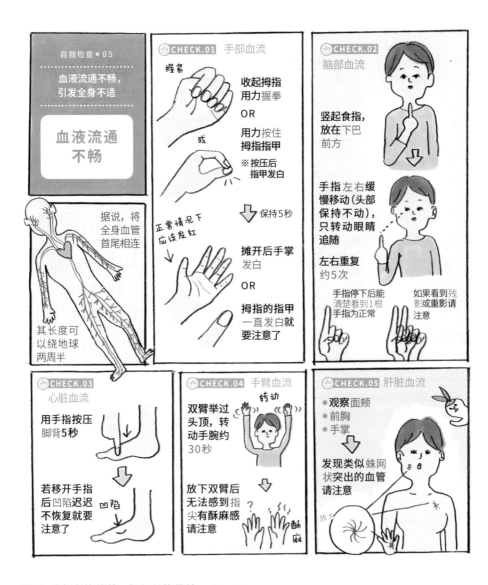

血液流通不畅，
引发全身不适

血液流通不畅

据说，将
全身血管
首尾相连

其长度可
以绕地球
两周半

CHECK.01 手部血流

握紧

或

收起拇指
用力握拳

OR

用力按住
拇指指甲

※按压后
指甲发白

保持5秒

正常情况下
应该发红

摊开后手掌
发白

OR

拇指的指甲
一直发白就
要注意了

CHECK.02 脑部血流

竖起食指，
放在下巴
前方

手指左右缓
慢移动(头部
保持不动)，
只转动眼睛
追随

左右重复
约5次

手指停止后能
清楚看到1根
手指为正常

如果看到残
影或重影请
注意

CHECK.03 心脏血流

用手指按压
脚背5秒

若移开手指
后凹陷迟迟
不恢复就要
注意了

凹陷

CHECK.04 手臂血流

转动

双臂举过
头顶，转
动手腕约
30秒

放下双臂后
无法感到指
尖有酥麻感
请注意

酥麻

CHECK.05 肝脏血流

● 观察面颊
● 前胸
● 手掌

发现类似蛛网
状突出的血管
请注意

放大

血液负责将营养、氧气与热量输送到全身各处。血流不畅会造成全身各种问题。不仅会引发妇科疾病，还会对心脑等负责维持生命活动的器官形成威胁。

疾病
急性心肌梗死 ▶ P114
脑梗死 ▶ P132
经前期综合征 ▶ P182
子宫内膜异位症 ▶ P192

CHECK.03

全身血液回流心脏不顺畅时，血液会出现瘀滞，使得血流缓慢的静脉析出水分，引发水肿。尤其在脚部，水肿格外明显。

解说

CHECK.01

手掌与指甲微微泛红是因为透出了手部毛细血管的血色。如果在用力握等受压迫后血色无法恢复，就表明手部血液流通不畅。

CHECK.04

简单的血流自我检查：双手举过头顶，转动手腕至发白后放下。如果感到指尖酥麻，说明血液正在回流。血液流通顺畅。

CHECK.02

脑部血流不畅时，负责活动眼睛的神经容易受损。因此眼球活动不再灵活，无法聚焦，会看到残影或重影。

CHECK.05

蛛网状的血管瘤是毛细血管隆起形成的。肝功能出现障碍时，肝脏无法代谢雌激素会引发此症状。

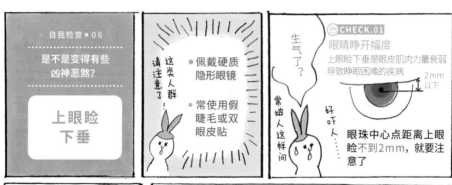

是不是变得有些
凶神恶煞？

**上眼睑
下垂**

请注意了！

这类人群

● 佩戴硬质隐形眼镜

● 常使用假睫毛或双眼皮贴

生气了？

常被人这样问

好吓人……

CHECK.01
眼睛睁开幅度
上眼睑下垂是眼皮肌肉力量衰弱导致睁眼困难的疾病

2mm
以下

眼珠中心点距离上眼睑不到2mm，就要注意了

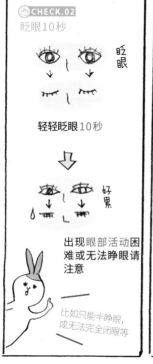

CHECK.02
眨眼10秒

眨眼

轻轻眨眼10秒

好累

出现眼部活动困难或无法睁眼请注意

比如只能半睁眼，或无法完全闭眼等

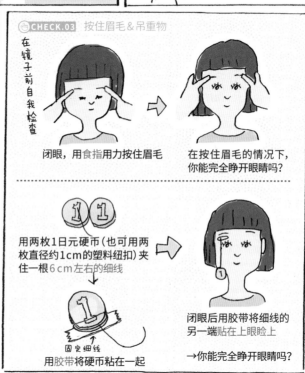

CHECK.03 按住眉毛＆吊重物

在镜子前自我检查

闭眼，用食指用力按住眉毛

在按住眉毛的情况下，你能完全睁开眼睛吗？

用两枚1日元硬币（也可用两枚直径约1cm的塑料纽扣）夹住一根6cm左右的细线

固定细线

用胶带将硬币粘在一起

闭眼后用胶带将细线的另一端贴在上眼睑上

→你能完全睁开眼睛吗？

提 升上眼睑的肌肉（提上睑肌）与控制这一肌肉的神经（动眼神经）出现异常，使得眼睑下垂无法睁眼。原因多为年龄的增长，长期使用硬质隐形眼镜、假睫毛也会引发这一疾病。

数据资料

发病年龄　全年龄

发病率　—

就诊科室　眼科

💬 解说

CHECK.01
当单侧眼出现上眼睑下垂，双眼的睁眼幅度不同也是诊断依据。另外，为了睁眼，眉毛或额头处的肌肉发力，还会出现抬头纹。

CHECK.02
无法连续做眼睑上下开合的动作，说明眼睑上提的肌肉力量减弱，这会增加眼睑下垂的可能性。

CHECK.03
眼睑吊着硬币时，如果无法自如睁眼或需要额头肌肉发力，很可能是眼睑肌肉力量衰弱，因为眼睑肌肉原本就应具备提起1日元硬币重量的能力。

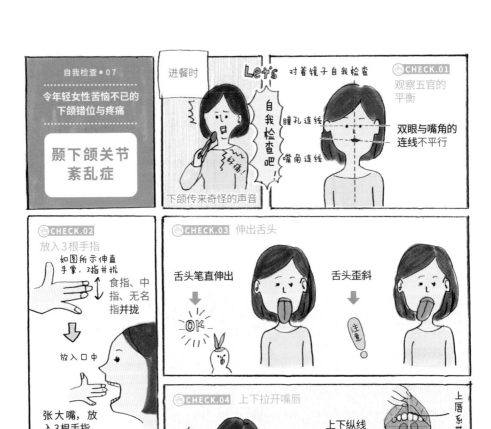

主 要有三大症状：无法大幅张口，颞下颌关节弹响，下颌疼痛。在20~40岁的女性中高发，由咬合问题、体态不佳、外伤等因素引发。恶化会引发耳鸣、肩膀僵硬、头痛、食欲不振等，甚至可能发展为全身症状。

数据资料

- 🧑 发病年龄 20~40岁
- 🕐 发病率 每2人中1人
- 🩺 就诊科室 口腔外科

💬 **解说**

CHECK.01
支撑下颌的肌肉紧张，常会导致嘴角连线非水平。通过与双眼连线比较，能更清楚地观察嘴角连线是否歪斜。

CHECK.02
一般来说，下颌打开的幅度为三指宽（食指、中指、无名指并拢的宽度）。张口幅度难以达到三指宽，就是张口受限，很有可能是颞下颌关节紊乱症。

CHECK.03/04
舌头与下颌的活动受同一肌肉和神经的控制。颞下颌关节紊乱时，容易出现舌头歪斜。上下唇系带纵线对不齐则可能是下颌出现左右错位导致的。

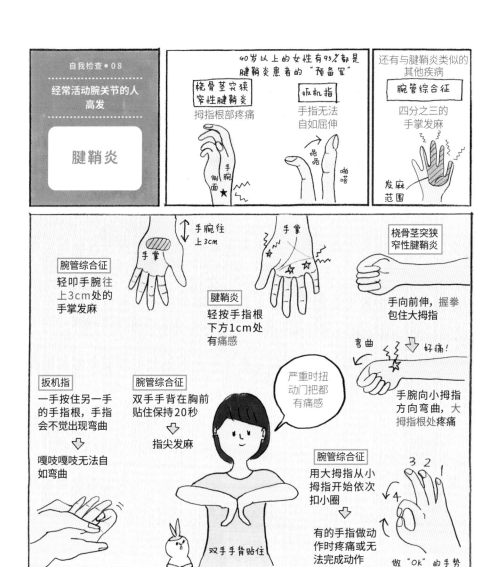

经常活动腕关节的人高发

腱鞘炎

40岁以上的女性有93%都是腱鞘炎患者的"预备军"

桡骨茎突狭窄性腱鞘炎
拇指根部疼痛

扳机指
手指无法自如屈伸

还有与腱鞘炎类似的其他疾病
腕管综合征
四分之三的手掌发麻

发麻范围

手腕往上3cm

腕管综合征
轻叩手腕往上3cm处的手掌发麻

腱鞘炎
轻按手指根下方1cm处有痛感

桡骨茎突狭窄性腱鞘炎
手向前伸,握拳包住大拇指

弯曲 好痛!

手腕向小拇指方向弯曲,大拇指根处疼痛

扳机指
一手按住另一手的手指根,手指会不觉出现弯曲
↓
嘎吱嘎吱无法自如弯曲

腕管综合征
双手手背在胸前贴住保持20秒
↓
指尖发麻

严重时扭动门把都有痛感

腕管综合征
用大拇指从小拇指开始依次扣小圈
↓
有的手指做动作时疼痛或无法完成动作

做"OK"的手势

双手手背贴住

腱 鞘 炎

筋 腱(纤维束)从手腕的肌肉一直贯穿到指尖。手部腱鞘(管)的主要作用是有效地活动筋腱以控制手指,内有筋腱贯穿其中。筋腱与腱鞘摩擦所引发的炎症就是腱鞘炎。

桡骨茎突狭窄性腱鞘炎
腱鞘炎的一种。手腕到拇指根处的腱鞘发炎。严重时,只是扭动门把都会引发剧痛。不注意手部休息,会转为慢性炎症,反复发作。

扳机指
指关节处发生腱鞘炎,弯曲手指时会嘎吱作响,弯曲不灵活或感到疼痛。伸直时会像弹簧一样瞬间绷直。在中指与无名指上高发。

腕 管 综 合 征

与 腱鞘炎不同,这是贯穿腕管(从手臂通往手指的管状组织)的神经(正中神经)发炎所致。以食指与中指为中心,出现疼痛发麻,无法做出"OK"的手势。手腕向内侧弯曲时发麻感加剧。

数据资料

 发病年龄 各年龄段　 发病率 —　就诊科室 骨科

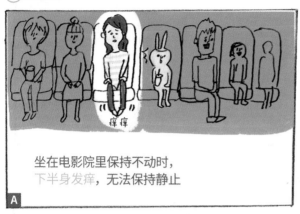

A 坐在电影院里保持不动时，
下半身发痒，无法保持静止

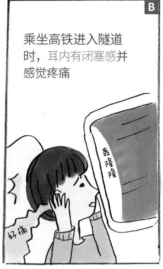

B 乘坐高铁进入隧道
时，耳内有闭塞感并
感觉疼痛

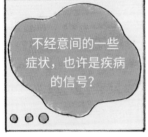

不经意间的一些
症状，也许是疾病
的信号？

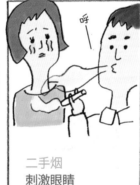

C 二手烟
刺激眼睛

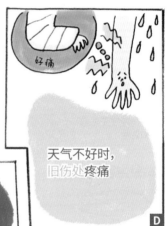

D 天气不好时，
旧伤处疼痛

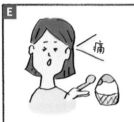

E 吃冰的东西时
太阳穴突然作痛

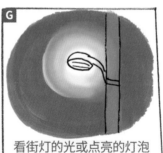

G 看街灯的光或点亮的灯泡
时会看到七彩光晕

视野中出现线头或形似黑
色小虫的东西飞舞

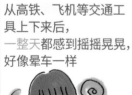

F 从高铁、飞机等交通工
具上下来后，
一整天都感到摇摇晃晃，
好像晕车一样

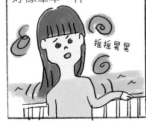

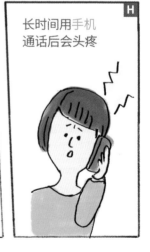

H 长时间用手机
通话后会头疼

疾病 不安腿综合征

一想到不能动就觉得腿上发痒

腿上发痒，感觉不适，无法保持静止的疾病。夜间躺在床上等放松的时候，或是在电影院等不能走动的情况下更容易出现该症状。除了整个下半身，还有病例在后背、手臂等大范围出现症状，病因不明。通常认为是神经传导物质多巴胺的功能低下，或背部骨骼（脊椎）末梢神经出现异常所致。

A

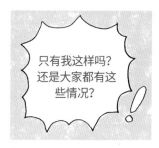

只有我这样吗？
还是大家都有这些情况？

疾病 眼干燥症

氨的刺激

由二手烟中的氨附着到眼睛的黏膜上引发。氨具有很强的刺激性，附着后黏膜缺氧，血管收缩，从而引发流泪、眼痛。

C

G

原因 虹视、飞蚊症

奇怪的东西闯入视野

虹视的症状是看灯光等光源时会看到七彩光晕，多在视疲劳时发生。另外，眼前出现形似黑色小虫或线头的悬浮物是飞蚊症。病因是年龄增长后，眼中的组织（玻璃体）出现褶皱，褶皱形成的阴影看起来很像悬浮物。如果虹视与飞蚊症同时发生，还有可能是视网膜脱离（P56）所致。

E

疾病 冰激凌头痛

大脑误以为是疼痛

接触冷的东西后，三叉神经被激活。大脑误以为这是疼痛的信号，从而引发头痛。症状一般会在10~20秒内缓解。患有偏头痛的人症状持续时间可能会有所延长。

F

疾病 晕陆地症

一直有摇晃的感觉

不规则的加减速刺激耳内的半规管（控制人体平衡的器官）引发，症状有头晕、恶心。地震的摇晃也会引发这一症状，但长时间持续的原因尚不明。

B

原因 耳闭感

耳朵对气压的变化反应敏感

乘坐高铁过隧道或飞机起降时，气压会急剧变化。这一气压的变化与耳内气压出现压差，造成耳堵（耳闭感）。吞咽水或唾液能通过连接耳鼻的咽鼓管调节耳内气压，相关症状就会消失。

疾病 天气痛

耳朵感知气压

耳内的气压传感器（内耳）感知到气压变化后，大脑认知出现混乱，刺激了痛觉神经（感知疼痛的神经），因此旧伤处会感到疼痛，如果平时患有头痛、肩颈酸痛，症状还会加剧。

D

H

疾病 电磁波过敏症

原因真的是电磁波吗

对电磁波敏感的人接触少量电磁波就会引发头痛、恶心。对电脑、微波炉等家电发出的电磁波也会有所反应。

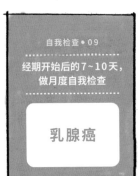

经期开始后的7~10天，
做月度自我检查

乳腺癌

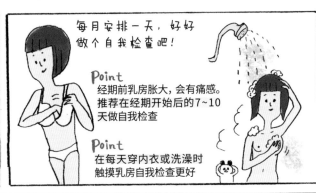

每月安排一天，好好
做个自我检查吧！

Point
经期前乳房胀大，会有痛感。
推荐在经期开始后的7~10
天做自我检查

Point
在每天穿内衣或洗澡时
触摸乳房自我检查更好

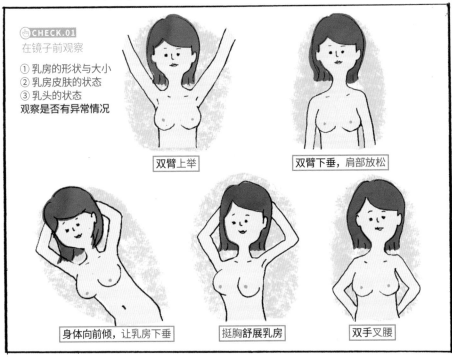

◯ CHECK.01
在镜子前观察

① 乳房的形状与大小
② 乳房皮肤的状态
③ 乳头的状态
观察是否有异常情况

双臂上举

双臂下垂，肩部放松

身体向前倾，让乳房下垂

挺胸舒展乳房

双手叉腰

据 统计，大约11位
女性中就有1人
罹患乳腺癌。出现用手
能摸得到的硬块时，癌
变组织直径往往已超过
2cm。坚持定期自我检
查，就能在癌变组织直
径尚在1cm以内时及时
发现。一旦发现肿块或
分泌物，请第一时间去
医院就诊，可选择设备
完善的妇科、乳腺科，
并尽快接受检查。

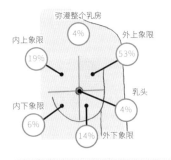

弥漫整个乳房
4%
内上象限
19%
外上象限
53%
乳头
内下象限
6%
4%
14%
外下象限

⚠ WARNING

容易出现癌变的部位

最容易出现癌变的是乳头上方
到外部（外上象限）。早期乳腺
癌发生在乳腺上，而乳腺最集
中的部位正是外上象限，请重
点检查这一部位。

数据资料

发病年龄
35~60岁

发病率
11人中1人

就诊科室
妇科、乳腺科

CHECK.02 仰卧触摸　　用力按压乳房，感受乳房内部是否存在硬块

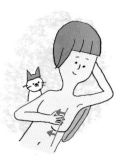 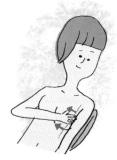 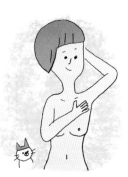

触摸**乳房内侧**

单手枕在头下，另一只手手指并拢，触摸乳房内侧

触摸**乳房外侧**

手臂自然置于一侧，顺着乳房外侧向内侧触摸

抬手触摸腋下

触摸腋下，查看有无淋巴结肿胀或硬块

CHECK.03 最终检查

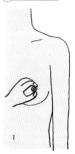 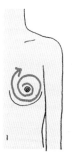 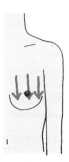 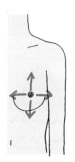

轻捏乳头，查看有无分泌物

从内侧向外侧转圈触摸

从上往下顺着平行纵线触摸

沿着放射线向上下左右彻底检查

CHECK 硬块的特点

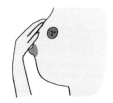

☐ 像石头一样坚硬
☐ 表面凹凸不平
☐ 用手指无法推动
☐ 与皮肤的分界线不明晰
☐ 几乎无痛感

CHECK 硬块以外的症状

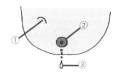

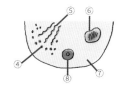

① 皮肤部分凹陷

② 乳头内陷、变形

③ 乳头分泌出乳白色或带血的分泌物

④ 皮肤粗糙、毛孔堵塞呈小疙瘩状

⑤ 皮肤受到拉扯

⑥ 皮肤红肿

⑦ 左右乳房大小差异悬殊

⑧ 左右乳头朝向明显不同

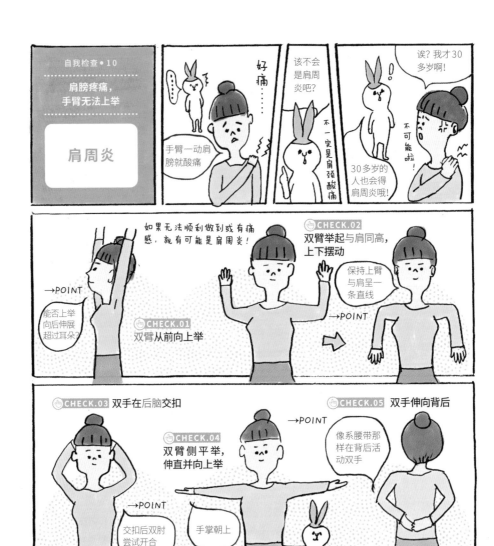

肩 关节处发生炎症，引发疼痛，导致局部活动受限。活动手臂就会引发肩膀疼痛，无法穿脱衣服，无法抓握地铁的吊环扶手等，影响日常生活。

数据资料 ————

🎧 发病年龄　40岁以上

🕐 发病率　　—

💊 就诊科室　外科 骨科

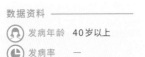

容易混淆的疾病 ▶▶ 肩颈酸痛

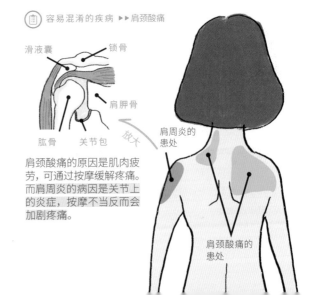

滑液囊　　锁骨

肱骨　关节包　放大

肩胛骨

肩周炎的患处

肩颈酸痛的原因是肌肉疲劳，可通过按摩缓解疼痛。而肩周炎的病因是关节上的炎症，按摩不当反而会加剧疼痛。

肩颈酸痛的患处

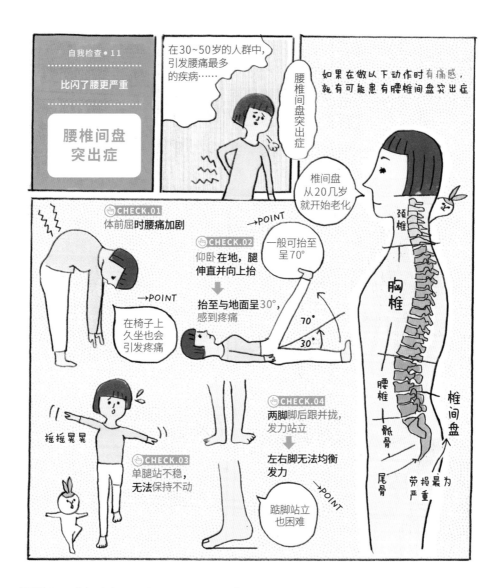

比闪了腰更严重

腰椎间盘突出症

腰 部骨骼（腰椎）之间的软骨（椎间盘）受损，导致部分软骨突出，压迫神经，引发疼痛。臀部、大腿、小腿、脚趾也会发麻。长时间保持不良体态，会让椎间盘受损。

数据资料 ————

👤 发病年龄　30~50岁

🕐 发病率　　—

🩺 就诊科室　外科 骨科、脊柱外科

💬 解说

CHECK.01

腰向前弯时，椎间盘承受较大压力，使其症状恶化，疼痛加剧。相反，后弯疼痛缓解。

CHECK.02

检查腰椎附近的椎间盘，再现神经舒展时的疼痛。如果抬腿到30°腿部内侧有疼痛感，就需要警惕了。

CHECK.03

腰椎间盘突出的症状之一是肌肉力量减弱。因此腿脚无力，有时单腿无法站稳。

CHECK.04

这也是腿部肌肉无力造成的。踮脚站立困难，抬起脚尖用脚跟站立也难以站稳，还可能会发麻。

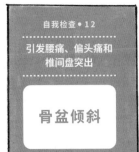

引发腰痛、偏头痛和
椎间盘突出

骨盆倾斜

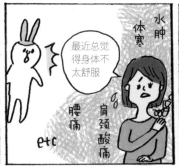

最近总觉得身体不太舒服

水肿

体寒

腰痛

肩颈酸痛

etc

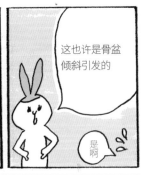

这也许是骨盆倾斜引发的

是啊

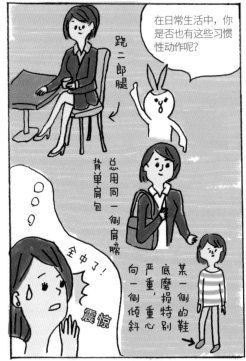

在日常生活中，你是否也有这些习惯性动作呢？

跷二郎腿

背单肩包

总用同一侧肩膀

某一侧的鞋底磨损特别严重，重心向一侧倾斜

全中了！

震惊

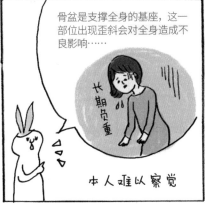

骨盆是支撑全身的基座，这一部位出现歪斜会对全身造成不良影响……

长期负重

本人难以察觉

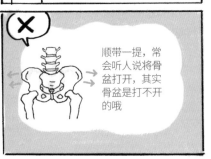

顺带一提，常会听人说将骨盆打开，其实骨盆是打不开的哦

骨盆倾斜是指因不良体态等原因引发支撑骨盆的韧带、骨骼和关节的错位或歪斜。具体分向左右某一侧倾斜、前倾或后倾。另外，不良体态不仅会影响骨盆，还会引发臀部肌肉（臀大肌）失衡和腰痛等不适症状。

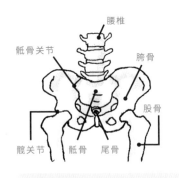

腰椎

骶骨关节

胯骨

股骨

髋关节

骶骨

尾骨

⚠ WARNING

容易歪斜的骨盆

骨盆由骶骨、胯骨、尾骨等构成，是连接上半身与下半身的重要部位。这一部位仅依靠肌肉、韧带与关节的支撑，不良体态与坏习惯很容易造成这些组织的错位与歪斜。

数据资料

 发病年龄
全年龄

 发病率
—

 就诊科室
骨科

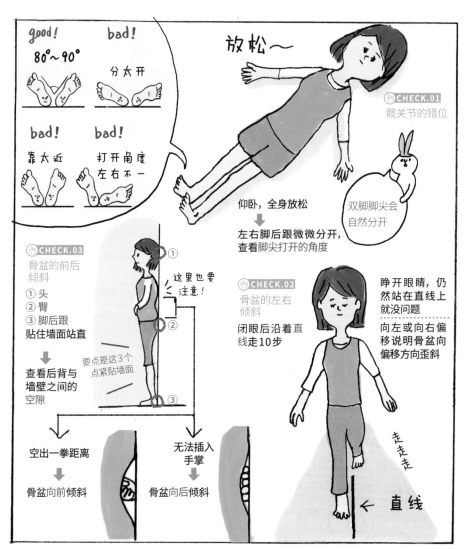

good! 80°~90°

bad! 分太开

bad! 靠太近

bad! 打开角度左右不一

放松～

CHECK.01 髋关节的错位

仰卧，全身放松

↓

左右脚后跟微微分开，查看脚尖打开的角度

双脚脚尖会自然分开

CHECK.03 骨盆的前后倾斜

① 头
② 臀
③ 脚后跟

贴住墙面站直

↓

查看后背与墙壁之间的空隙

这里也要注意！

要点是这3个点紧贴墙面

空出一拳距离

↓

骨盆向前倾斜

无法插入手掌

↓

骨盆向后倾斜

CHECK.02 骨盆的左右倾斜

闭眼后沿着直线走10步

睁开眼睛，仍然站在直线上就没问题

向左或向右偏移说明骨盆向偏移方向歪斜

走走走

← 直线

💬 解说

臀部肌肉

髋关节

CHECK.01

双脚开合角度左右不一，可能是髋关节错位引发。照X光没有异常，则可能是臀部肌肉（臀大肌）失衡引起，请多锻炼臀部肌肉。

原因 髋关节的错位
臀部肌肉失衡

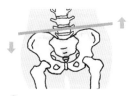

CHECK.02

因骨盆左右不对称，引发不良体态，肌肉力量随之减弱。出现单侧向上翘起、腿长和肩高都会左右不同，症状也会在某一侧突显出来。

疾病 偏头痛 ▶ P29
颈部肌肉劳损 ▶ P94

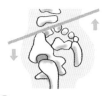

CHECK.03

明明站直了，骨盆却向前或向后形成前倾或后倾（反弓）。长时间伏案的人多会出现后倾，增加腰部负担，引发脊椎歪斜。

疾病 腰痛
腰椎间盘突出症 ▶ P103

21

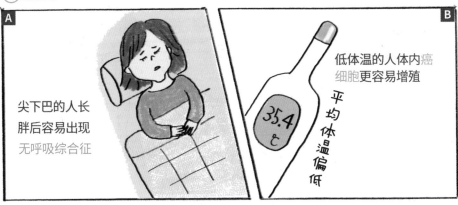

A

尖下巴的人长胖后容易出现无呼吸综合征

B

低体温的人体内癌细胞更容易增殖

35.4℃

平均体温偏低

天生的体质或性格也与疾病有关?

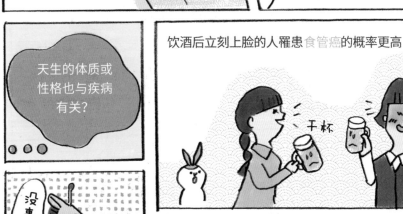

C

饮酒后立刻上脸的人罹患食管癌的概率更高

干杯

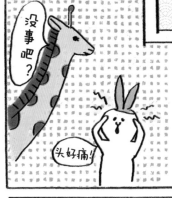

没事吧?

头好痛!

D

脖子短的人更容易头痛

E

"A型血性格"的人罹患心绞痛、心肌梗死等心脏病的风险更高

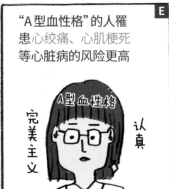

A型血性格

完美主义

认真

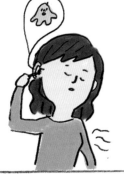

你是干耳朵(耳垢干燥)还是油耳朵(耳垢潮湿)?

F

油耳朵的人有狐臭问题的概率更高

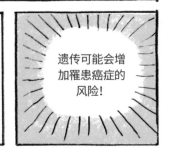

遗传可能会增加罹患癌症的风险!

💬 解说

A

(疾病) **无 呼 吸 综 合 征**

颈部脂肪多很危险

睡眠时，呼吸停止超过10秒的情况在1小时内达到5次以上。原因是空气的通道——气管在物理意义上被堵塞。尖下巴与粗脖子的人尤其需要警惕。长胖后脂肪堆积，气管进一步变窄，舌头堵住咽喉深处，使人无法正常呼吸。

B

(疾病) **癌 症**

体温偏低导致免疫力下降

身体健康的人体温在36.5~37℃之间。近年来，低体温(体温为35~36℃)的人越来越多。有观点指出，低体温的人体内的癌细胞更容易增殖。体温降低后免疫力也随之减弱，癌细胞生成后，很难被清除。

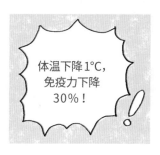

体温下降1℃，
免疫力下降
30%！

C

(疾病) **食 管 癌**

饮酒后会头痛和容易宿醉的人需注意

饮酒后有的人会立刻上脸，这主要是遗传因素所致。肝脏分解酒精后，会生成有害物质(乙醛)。容易上脸，说明体内天生缺少进一步分解乙醛的生物酶。而乙醛是诱发食管癌的主要原因之一。一喝酒就头痛的人，容易宿醉的人也无法很好地代谢乙醛。

(疾病) **头 痛**

问题的关键可能在颈椎

D

脖子变粗、变短的人可能是颈椎(脊椎的一部分，靠近头部的骨骼)有问题，如颈椎闭合症等。人体有7块颈椎。患有颈椎闭合症的人，颈椎会连在一起，只有6块，这样更容易诱发头痛。另外，类风湿关节炎也会影响颈椎关节，造成脖子变短。

类风湿关节炎▶P97、P131

E

(疾病) **心 脏 病**

性格也与疾病有关吗

向心脏输送血液的通道——冠状动脉孔径变窄，血流淤堵会引发心绞痛。冠状动脉完全堵塞则会引发心肌梗死。有一类人是上述疾病的高发人群，那就是俗称"A型血性格"的人，比如具有易冲动、急躁、说干就干、认真、完美主义等性格特点的人。有这类性格特点的人的心脏病发病率是没有这类性格的人的两倍。

心绞痛▶P112~113
急性心肌梗死▶P114

F

(疾病) **狐 臭**

腋下的汗液与耳内的汗液成分相同

有的人耳垢干燥，有的人则耳垢潮湿。两者的区别在于耳内的出汗量(顶泌汗腺)不同。顶泌汗腺越多耳垢就越潮湿。其实这种汗腺不仅耳内有，还集中分布在腋下。腋下分泌的汗液混合细菌会产生异味，这就是俗称的狐臭。一般认为，耳垢潮湿的人中有狐臭问题的人更多。

全身

自我检查

接下来，将梳理身体各部位出现的症状
与可能引发该症状的疾病。

以出现症状的身体部位为介绍顺序，而非病因部位。
比如，头部疾病可能在眼部出现症状，
这种情况会在"眼部"章节中进行介绍。

本书特别选择了20~50岁女性高发的疾病，
以及在高龄人士中常见而年轻人也应注意的疾病，
供各位读者参考。

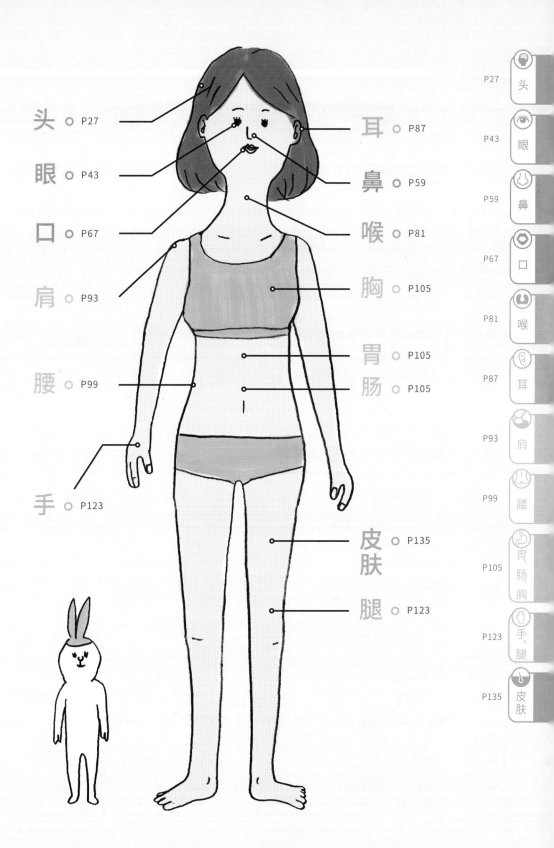

头 ○ P27

眼 ○ P43

口 ○ P67

肩 ○ P93

腰 ○ P99

手 ○ P123

耳 ○ P87

鼻 ○ P59

喉 ○ P81

胸 ○ P105

胃 ○ P105

肠 ○ P105

皮肤 ○ P135

腿 ○ P123

＊ 阅 读 指 南 ＊

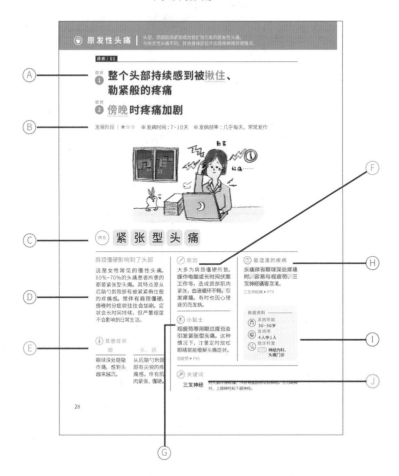

A 症状
详细介绍身体各部位出现的症状。各项目中所介绍的是患某种疾病时，可能出现的诸多症状中的一部分。本书最后的索引部分(P206)按照疾病分门别类，整理出了相关疾病的并发症状。

B 发展阶段
出现该症状时，推测所患疾病的发展阶段。★☆☆为早期，★★☆为中期，★★★为病情较严重时出现的症状。

C 病名
出现该症状时可推断的疾病。需要注意的是，患有该疾病并非一定会出现介绍的症状。

D 正文
简明易懂地说明这是什么疾病，为什么会引发相关症状。

E 其他症状
患该疾病时会出现的其他需要注意的症状。

F 原因
介绍可能引发该疾病的原因。其中也包含一些猜测、假设。

G 小贴士
进一步介绍该疾病及其症状的相关知识。

H 易混淆的疾病
介绍会出现类似症状的其他疾病，即容易混淆或误诊的疾病。

I 数据资料
·发病年龄：容易发病的年龄。并非指只有文中写的年龄段才会发病。
·发病率：有多少人发病。
·就诊科室：如果患病就医应该挂什么科。不同医院名称可能会略有不同。

J 关键词
解释在正文、原因、小贴士、易混淆的疾病等各项内容中的关键词或专业术语。

头部

自我检查

头部在何时、如何作痛。头晕是感觉天旋地转，还是整个人轻飘飘的好像悬浮了起来。你习以为常的头痛，也许是危险疾病的信号。

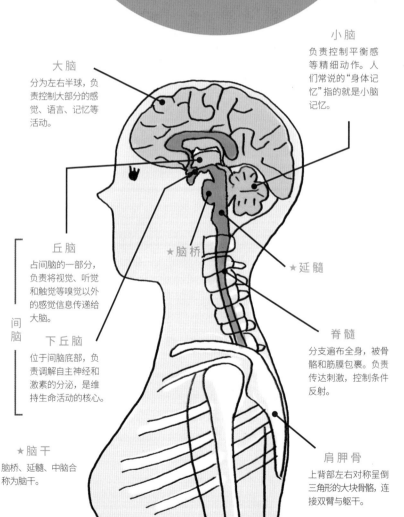

小脑
负责控制平衡感等精细动作。人们常说的"身体记忆"指的就是小脑记忆。

大脑
分为左右半球，负责控制大部分的感觉、语言、记忆等活动。

丘脑
占间脑的一部分，负责将视觉、听觉和触觉等嗅觉以外的感觉信息传递给大脑。

间脑

下丘脑
位于间脑底部，负责调解自主神经和激素的分泌，是维持生命活动的核心。

★脑桥

★延髓

脊髓
分支遍布全身，被骨骼和筋膜包裹。负责传达刺激，控制条件反射。

★脑干
脑桥、延髓、中脑合称为脑干。

肩胛骨
上背部左右对称呈倒三角形的大块骨骼，连接双臂与躯干。

疾病 / 01

症状 ① 整个头部持续感到被揪住、
勒紧般的疼痛

症状 ② 傍晚时疼痛加剧

发展阶段 | ★☆☆　※发病时间：7~10天　※发病频率：几乎每天、常常发作

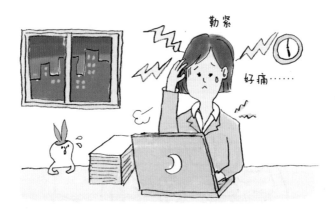

病名 **紧 张 型 头 痛**

肩颈僵硬影响到了头部

这是女性常见的慢性头痛。60%~70%的头痛患者所患的都是紧张型头痛。其特点是从后脑勺到颈部有被紧紧揪住般的疼痛感。常伴有肩颈僵硬，傍晚时分症状往往会加剧。症状会长时间持续，但严重程度不会影响到日常生活。

👤 其他症状

眼	头、颈
眼球深处隐隐作痛，感到头越来越沉。	从后脑勺到颈部有尖锐的疼痛感，伴有肌肉紧张、僵硬。

✏️ 原因

大多为肩颈僵硬所致。操作电脑或长时间伏案工作等，造成颈部肌肉紧张，血液循环不畅，引发疼痛。有时也因心理疲劳而发病。

💧 小贴士

视疲劳等用眼过度也会引发紧张型头痛。这种情况下，注意定时放松眼睛就能缓解头痛症状。

视疲劳 ▶ P45

📖 易混淆的疾病

头痛伴有眼球深处疼痛时，容易与视疲劳、三叉神经痛等混淆。

三叉神经痛 ▶ P79

数据资料

🎧 发病年龄
30~50岁

🕐 发病率
4人中1人

🩺 就诊科室
内科 神经内科、头痛门诊

🔑 关键词

三叉神经　向大脑传递疼痛、冷热等面部感觉的神经。分为眼神经、上颌神经和下颌神经。

症状
1 左右某侧太阳穴，随着脉搏
一跳一跳地作痛

症状
2 头部或身体活动时，疼痛加剧

发展阶段 ┃ ★★☆　※发病时间：数小时(部分患者长达3天)　※发病频率：每月1~2次

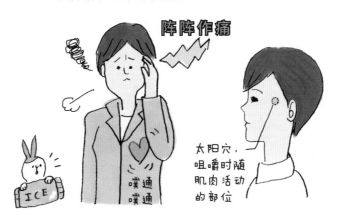

阵阵作痛

噗通噗通

太阳穴，
咀嚼时随
肌肉活动
的部位

ICE

病名 **偏 头 痛**

随脉搏一跳一跳地作痛

头部一侧，以太阳穴为中心随着脉搏一跳一跳地作痛。这种头痛一旦发作，症状会持续数小时甚至3天之久。头部或身体一活动，疼痛还会加剧，有时需要卧床休养，对日常生活造成影响。严重时还会出现眩晕。

其他症状

眼

视野中心部位突然出现边缘呈锯齿形的半圆光斑（闪辉性暗点）。

其他

眩晕伴有恶心感，甚至出现呕吐。

原因

收缩的脑血管扩张至原本的粗细时，刺激周围神经引发疼痛。血管收缩的原因有诸多解释，可能是激素失调、疲劳、食物影响等所致。

小贴士

会引发偏头痛的食物有芝士和巧克力。此外，红葡萄酒、含可可的食物、膨化食品也被认为与偏头痛发病有关。

关键词

闪辉性暗点　症状是能看到实际并不存在的锯齿形光斑。多为偏头痛的前兆，特点是闭上眼仍能看到光斑。详见P57。

易混淆的疾病

头部一侧疼痛的疾病还有群发性头痛。群发性头痛的痛感比偏头痛更剧烈，相较于女性，男性的发病率更高。

数据资料

发病年龄
20~60岁

发病率
12人中1人

就诊科室
内科 神经内科、头痛门诊

疾病 / 03

症状
① 感到头部钝痛

症状
② 常在早晨起床时发作，呕吐后症状缓解

发展阶段 | ★★★　※发病时间：慢性　※发病频率：周期性发病

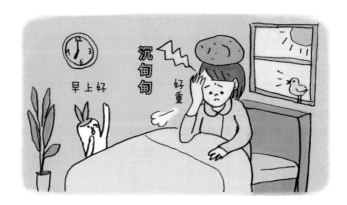

病名　**脑　瘤**

早晨出现的头痛是大脑发出的求救信号

脑内的肿瘤压迫周围脑组织，引发各种症状。其中最具代表性的是头痛、恶心、呕吐。头痛一般在清晨最为严重，痛感会与日俱增。另一个特点是呕吐后头痛有所缓解。肿瘤长大后，还会引发意识模糊与痉挛。

其他症状

眼	手、脚
视野部分缺失或视物有重影。	单侧手或脚等局部发麻、痉挛。

原因

一般认为主要由遗传造成，但具体病因尚不明。不过，以下因素被认为会加速脑瘤的恶化，如吸烟及过量摄入高脂肪、高蛋白质的食物，重度的心理疲劳等。

小贴士

脑瘤分良性与恶性。良性不会转移，也不会危及生命。恶性脑瘤是癌症的一种，有向其他器官转移的危险。

易混淆的疾病

早期症状有视物重影，手脚麻痹等，容易被误认为是普通的衰老或疲劳所致。

数据资料
- 发病年龄　全年龄
- 发病率　1万人中1人
- 就诊科室　外科 神经外科

关键词
良性与恶性

良性肿瘤与周边组织的分界线清晰，可通过手术切除。恶性肿瘤与周边组织的分界模糊，增长速度快，难以通过手术切除。

症状 突然感到后脑勺剧烈疼痛，仿佛被人用球棒重击

发展阶段 ┃ ★★★　　※发病时间：1~10小时

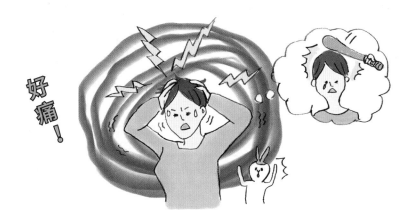

好痛！

病名 蛛 网 膜 下 腔 出 血

冲击性的剧痛，明显的异常症状

突然感到后脑勺好像挨了一记重击，头痛欲裂。有时还会伴有恶心和呕吐。蛛网膜下腔出血病如其名，是包裹大脑的"蛛网膜"下面（即蛛网膜与大脑之间）出血。出血量大时，感到头痛后会很快失去意识。

🩺 **原因**

相较于男性，女性的发病率更高。病因是脑内长出的颅内动脉瘤破裂。一般认为受遗传的影响较大，不过饮酒、吸烟、高血压也被认为是发病要素之一。

🔖 **小贴士**

发病前兆有瞳孔大小左右眼明显不一致等。这一征兆会在蛛网膜下腔出血发病前几小时出现。

📋 **易混淆的疾病**

早期症状有看文字出现重影而阅读困难等视觉方面的障碍，常被误认为是老花眼。

数据资料

👤 发病年龄
40~60岁

🕐 发病率
1万人中2人

⚕ 就诊科室
外科 神经外科

👤 **其他症状**

眼

发病前视物时出现重影。

肩

颈部后侧到肩部肌肉紧张、僵硬。

🔑 **关键词**

颅内动脉瘤

脑中血管的一部分膨大形成包块。膨大后血管壁变薄，可能造成血液渗出或血管破裂。可通过MRI（核磁共振）检查发现，如果肿瘤较大还可实施预防性手术。

疾病 / 05

症状 **头发整体稀疏，头顶处的头皮十分显眼**

发展阶段 ┃ ★★☆

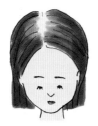

病名

雌 激 素 性 脱 发

雌激素性脱发后，发际线不会向后退，但整体掉发严重，头发稀疏，头顶的头皮隐约可见。病因是进入休止期（见下文）后停止生长的头发增多。衰老与过度减肥对发病有一定影响。

 发根检查
发根像树枝一样分叉
雌激素性脱发时，发根会变得毛糙，像树枝一样分叉。或扭曲或呈左右不对称，看起来十分干枯。

疾病 / 06

症状 **发际线或头顶处头发稀疏**

发展阶段 ┃ ★★☆

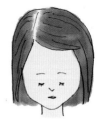

病名

束 发 性 脱 发

平时常扎马尾辫，或用发卡紧紧地固定头发所引发的脱发症。原因是长年按照相同头路分头发，增加了发根与毛囊的负担，结果导致头发密度有所下降。

 发根检查
带有白色皮脂
发根处有肉眼可见的白色颗粒，这是连接头发与头皮的内根鞘。头发受来自同一方向的压迫后引发这一症状。

健康的脱发与头发的生长周期

正常人每天掉发70~100根

头发的生长周期分为4个阶段（如右图）：头发生长的"成长期"，停止生长、准备掉落的"退行期"，生长完全终止的"休止期"和头发脱落并开始下一个周期的"脱发期"。正常人通常每天掉落70~100根头发。

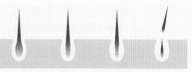

成长期	退行期	休止期	脱发期
2~6年	2~3周	3~4个月	

 发根检查 OK
如火柴头一样饱满的发根
正常的发根如火柴头一样呈椭圆形，圆润饱满，颜色为透明或白色。如果发根呈黑色，可能是血流不够通畅。

疾病 / 07

 症状 **突然出现直径在豆粒到1元硬币之间的圆斑状脱发**

发展阶段 ┃ ★★☆

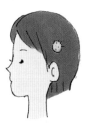

 病名

斑 秃

无自觉症状，突然出现斑秃。脱发的状态多种多样，大多为一处或多处出现1元硬币大小的秃斑。除了头发，睫毛及其他全身体毛也会出现斑秃。病因多为过敏或心理疲劳，几乎都能自愈。

 发根检查
整体细而脆弱
整个发根没有膨大，从头到尾都纤细脆弱。这是无法得到充足的营养，无法维持头发健康的状态。

疾病 / 08

 症状 **脱发前头皮出现湿疹，产生大量头皮屑**

发展阶段 ┃ ★★☆

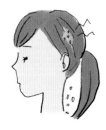

病名

脂 溢 性 脱 发

因过度清洁或营养失衡，皮脂急剧减少的状态。皮脂不足，头皮干燥，产生头皮屑。为了补充减少的皮脂，皮脂开始过量分泌，从而堵塞毛囊，细菌滋生，引发瘙痒。

 发根检查
附着有白色皮脂
皮脂过度分泌后堆积在发根，附着在发根上。皮脂堵塞毛囊，毛囊内部滋生有害细菌。发根整体衰弱，变得脆弱而易掉落。

判断危险脱发的方法

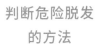

症状 **1**
洗头时大量头发缠在手上

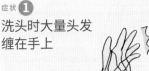

一天中50%~70%的掉发发生在洗头时。请检查下水口（设置滤网、滤袋）收集掉发的情况。另外，洗头时如果发现一抓一大把地掉发，也应提高警惕。

症状 **2**
早晨起床，枕头上有大量掉发

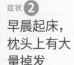

早晨起来看一下枕头吧。如果发现枕头上附着的掉发突然增多，就应注意了。枕巾不干净时，头皮容易感染有害病菌，也会造成夜间的掉发量增加。

症状

白发集中在额头到太阳穴在一带

发展阶段 | ★★☆

✏️ 原因

血液循环不畅

太阳穴是血液容易瘀滞的部位。血液不流通，导致头发的黑色素减少，从而容易长白发。

症状

最近突然感觉白发增多

发展阶段 | ★★☆

✏️ 原因

头发生长周期

色素细胞（黑色素细胞）不再工作的发根碰巧在同一时期大量长头发时，可能会让人感到"白发一下子变多了"。

症状

不仅头发，睫毛、眉毛也变白

发展阶段 | ★★☆

✏️ 原因

年龄增长、营养不足

睫毛、眉毛变白的原因与头发一样，是年龄增长与营养不足。相较于头发，睫毛和眉毛的生长周期较短，更容易出现变化。

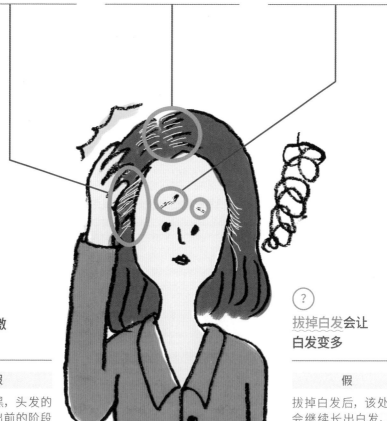

❓ **因精神刺激一夜白头**

假

是白还是黑，头发的颜色在长出前的阶段就已确定。精神压力不会令已长出的黑发变白。

❓ **拔掉白发会让白发变多**

假

拔掉白发后，该处还会继续长出白发，白发不会增多。不过拔头发容易令毛囊发炎，会增加无法再长出头发的风险。

症状
① 局部头皮出现大小不一的白斑

症状
② 白斑处长出白发

发展阶段 | ★★★

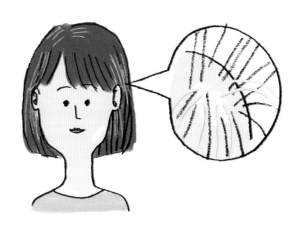

病名 **寻 常 型 白 癜 风**

色素细胞死亡，头发脱色

这是皮肤中的色素细胞（黑色素细胞）衰弱、死亡导致皮肤褪色发白的疾病。皮肤上会出现白斑，这些白斑常常出现在头皮、眉毛等体毛较多的部位。在白斑处长出的毛发是白色的。白斑不痛不痒。

其他症状

皮肤	全身
特别在裸露的头部、面部、颈部、手臂、手部等部位长出白斑。	有时不仅是身体的某一处，而是多处长出白斑。

原因

推测病因有皮肤受到烫伤、创口、日晒等刺激，心理疲劳加剧，免疫力异常以及遗传因素等。具体病因不明。

小贴士

寻常型白癜风早在公元前1500年就有记录。世界著名歌手迈克尔·杰克逊深受其苦。

易混淆的疾病

痣的周围容易长出白斑，衰老导致皮肤变色的老年性白斑也会出现类似症状。不过这两者都不是疾病。

数据资料

发病年龄
10~40岁

发病率
50~100人中1人

就诊科室
皮肤科

关键词

寻常型 意思是"普通的、常见的"。用于病名中，表示该疾病普遍发生。

疾病 / 10

症状 ① **身体明明静止，却看到眼前的物体突然开始旋转**

症状 ② **出现耳鸣或耳聋**

发展阶段 | ★★☆

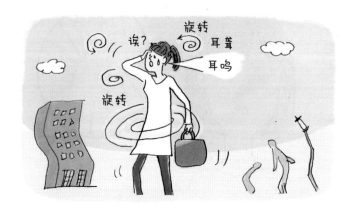

病名 **梅 尼 埃 病**

感到天旋地转的同时出现耳聋

突然毫无征兆地感到天旋地转式的头晕，有时还伴有恶心、呕吐、冒冷汗等症状。梅尼埃病是负责平衡感的耳内器官（半规管）病变引起的。头晕的同时，会出现耳鸣或感到耳朵好像进水般的闭塞感。

👤 其他症状

头	耳
头好像被勒住一般，伴有压迫感的头痛。	引发耳聋，无法听清低音。

✎ 原因

半规管中的淋巴液因某些原因过量增加，导致半规管中液体满溢，引发症状（内淋巴水肿）。不过淋巴液异常增加的原因不明。

🤱 小贴士

梅尼埃病引发的旋转性眩晕有反复发病的特点。且发病的频率会逐渐增加，间隔也会越来越短。

📋 易混淆的疾病

初期发病频率较低，为数月到一年一次。为此，常被误认为是普通的疲劳所致。

数据资料

👤 发病年龄 30~50岁

🕐 发病率 2000人中1人

🩺 就诊科室 耳鼻喉科

🔑 关键词

淋巴液 耳内有一个器官叫耳蜗，其中的液体分为内淋巴液和外淋巴液。两者成分不同，前者含钾较多，后者含钠较多。

症状 ① 坐起或头部朝向发生变化的瞬间，
感到天旋地转

症状 ② 头晕在 10~30 秒内消失

发展阶段 | ★☆☆

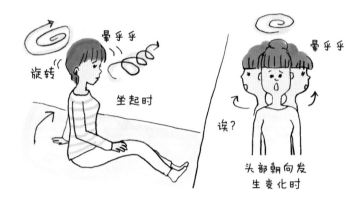

病名 **耳 石 症** （又名良性阵发性位置性眩晕）

改变头部位置就会引发眩晕

这是眩晕相关疾病中最为常见的一种。起身时、翻身时、头朝上下转动时，头部位置突然发生变化就会感到头晕，周围的物体好像在旋转。该病的特点是症状持续时间只有短短数十秒，但头部位置发生变化时会再次发作。一种良性疾病，不会危及生命。

其他症状

胃	眼
严重时，眩晕的同时会感到恶心。	出现眼睛无意识活动的眼球震颤症状。

原因

因年龄增长或外伤，头部活动时，耳内的器官耳石有部分脱落，其碎片刺激半规管引发眩晕。总向一个方向侧卧睡觉的人容易罹患这种疾病。

小贴士

一般的头晕在发病时应保持头部静止以待症状缓解。不过耳石症发病时，不妨多活动头部，有助于排出脱落的耳石，能更有效地缓解症状。

关键词

耳石 与半规管一样，是耳内负责平衡感的器官。负责向大脑传递身体与头部倾斜程度的信息。

易混淆的疾病

容易与同样有旋转性眩晕的梅尼埃病混淆。区别是耳石症不会出现耳鸣、耳聋等听觉相关的症状。

数据资料

发病年龄
更年期后的女性
※ 近年来年轻群体发病增多

发病率
—

就诊科室
耳鼻喉科

症状
① 突然面无血色，头晕并感到全身轻飘飘

症状
② 进食后很快产生空腹感

发展阶段 | ★★☆

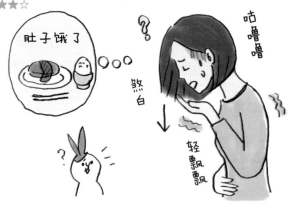

病名 **低 血 糖 症**

血糖一下降人就摇摇晃晃

血糖值骤降后，引发自主神经与中枢神经方面的症状。前者的症状有空腹感、出冷汗、发抖、心悸，后者有头晕、头痛、口齿不清等症状。低血糖症状持续后会进一步恶化，引发意识模糊，严重时甚至会让人陷入昏迷。

其他症状

全身

空腹时犯困或发抖，还会无精打采或有脱力感。

全身

不吃甜食或富含碳水化合物的食物就会心慌。

原因

空腹时，成年人体内血糖值的正常水平通常为4.4~6.1mmol/L，低于2.8mmol/L就会引发低血糖症。主要原因是生活习惯不佳，如长期节食、过量摄入酒精等，还会与贫血、胃酸过多等致病因素叠加发病。

小贴士

出现类似症状时，不妨吃一些甜食。如果症状改善，很可能是低血糖症。但需要注意的是，请勿过量摄入甜食。

关键词

血糖 | 血液中葡萄糖的浓度。太高或太低都会引发身体不适。人体通过激素的作用保持血糖值的正常。

易混淆的疾病

与创伤后应激障碍、感觉统合失调等精神疾病的症状类似，有时会被误诊为精神性疾病。

数据资料

发病年龄
全年龄

发病率
—

就诊科室
内科

症状❶ 起床时感到左右摇晃式的头晕与头部发沉的钝痛，且连日发作

症状❷ 呕吐后症状缓解

发展阶段 ┃ ★★★

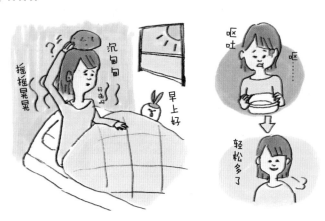

 病名 **脑 瘤**

不仅头痛，还有令人站不稳的头晕感

罹患脑瘤时，除了有P30介绍的头痛症状，还会感到身体左右摇晃式的浮动性眩晕。眩晕伴随恶心，呕吐后症状有所缓解。另外，该病还具有起床时症状特别严重，连续几天都慢性持续的特点。

数据资料

🎧 发病年龄
全年龄

🩺 就诊科室
外科
神经外科

🕐 发病率
1万人中1人

CHECK
脑瘤的发病部位

大脑各个部位均可能发病，**不同部位患病会产生不同的症状。**另外，脑瘤也有良性与恶性之分。

髓鞘
包裹神经的通路"髓鞘"上也会长肿瘤。在35~40岁女性中高发(良性居多)。

大脑
大脑多发一种名为胶质瘤的恶性脑瘤，约占脑瘤的三成。

髓膜
包裹大脑的髓膜长肿瘤会压迫大脑(良性居多)。

脑垂体
分泌多种激素的脑垂体也会长肿瘤，引发内分泌异常(良性)。

听觉神经
听觉神经上长出肿瘤后，还可能引发眩晕与耳聋(良性)。

小脑
小脑的肿瘤多为恶性，在幼儿期发病较多。

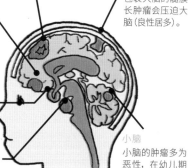

疾病 / 14

症状 什么都没做，却突然意识模糊，晕倒在地

发展阶段 ┃ ★★★

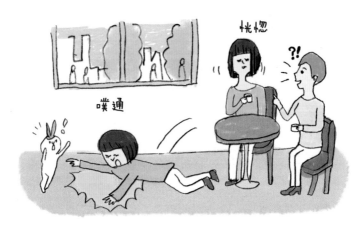

病名 心 律 失 常 （心率过缓）

脉搏暂停，失去意识

脉搏与正常时不同，忽快忽慢，呈现不规律的紊乱状态。脉搏变缓，时断时续（心律过缓）后，会在短时间内出现意识模糊、头晕目眩等症状，有时还会突然失去意识，晕倒在地。相反，脉搏变快（心率过动）时则会出现心悸、心怦怦直跳、喘不过气、直冒冷汗等症状。

🛈 其他症状

胸	其他
感到胸口疼痛。	有虚脱感，一瞬间感到喉咙或胸口被堵住。

✐ 原因

无法产生促使心脏跳动的心电信号，或无法顺利传递该信号时，会引发上述症状。病因有年龄增长、体质问题、身心疲劳、睡眠不足等。脱水、过量饮酒和吸烟也是致病原因。

🛢 小贴士

成人的脉搏数一般为1分钟60~100次。未做运动而脉搏数1分钟超过140次或不足40次都属于危险状态。

🔑 关键词

心电信号

🗐 易混淆的疾病

因有心悸和冒冷汗的症状，常被怀疑为精神压力引发的精神性疾病。另外，女性发病还常被误认为贫血。

数据资料

🧑 发病年龄
30岁以上

🕐 发病率
300人中1人

⚕ 就诊科室
(内科) 心内科

心脏上部有一个名为窦房结的器官，相当于一个发电站，会有规律地释放心电信号。

症状 ① 起身时或长时间站立时会突然站不住

症状 ② 眼前一黑，突然晕倒在地

发展阶段 | ★★★

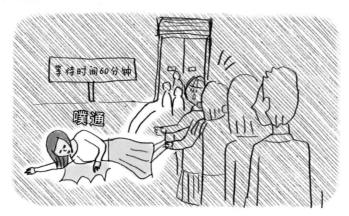

病名 脑 缺 血

长时间站立后，晃晃悠悠突然昏倒

学生时代，晨会等时间太长，有时站着听到一半，会差点站不住要晕倒。这种情况有可能就是脑缺血。摇摇晃晃，意识模糊，严重时可能会失去意识。除此之外，还会出现视野变窄，视物重影等视觉方面的障碍。

其他症状

头	头
仿佛被紧紧勒住，头痛欲裂。	低血压的人血液难以回流大脑，早晨容易不适。

原因

头部血压骤降，使得输送到大脑的血液短时间内急剧减少而发病。疲劳、睡眠不足、年龄增长等造成的心脏功能低下也是病因之一。

小贴士

脑缺血时，可平躺，垫高双腿，帮助血液回流到脑部。如果无法平躺，可尽量保持头部低位的姿态。

关键词
贫血 血液中能输送氧气的红细胞和血红蛋白的含量下降，身体出现缺氧。缺铁与出血导致的血液减少是直接原因。

易混淆的疾病

因眩晕、站不稳等症状，常被误认为贫血，不过两者致病原因不同。

数据资料 ——

发病年龄 —

发病率 —

就诊科室
内科 心内科

症状 脸色发青，失去血色，突然无法站稳

发展阶段 | ★☆☆

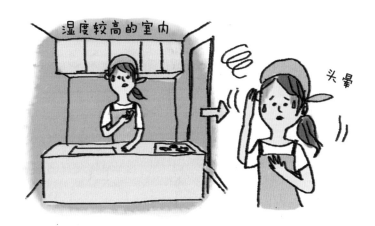

湿度较高的室内

头晕

病名 中暑

站不住是中暑的早期症状

中暑分为4个阶段：① 热失神；② 热痉挛；③ 热疲劳；④ 热射病。严重程度依次递增。出现眩晕是早期症状热失神的前兆。这是输送到大脑的血液量短时间内减少造成的。如果病情恶化，会出现昏睡不醒、精神错乱等热射病的症状，可能会危及生命。

其他症状

头

早期症状还有触电般发麻感觉的头痛感。

其他

不停地打哈欠是发病的信号之一。

原因

受热体温上升后，身体为了将体内积聚的热量向体表发散，会扩张血管，从而使短时间内输送到大脑的血液量减少。

小贴士

出汗后，不仅水分流失，体内的盐分也会流失。如果不补充盐分，只喝水或茶，会使得血液中的盐分浓度降低，引发热痉挛。

易混淆的疾病

在炎热天气时出现手脚抽筋，引发痉挛的疾病，除了中暑还有脑梗死和脑出血。

脑梗死、脑出血 ▶ P132

数据资料 ——

发病年龄
全年龄

发病率
—

就诊科室
内科 综合内科

关键词

热疲劳 马上就要发展为热射病的状态。水分补充不及时，身体呈脱水状态。具体症状有恶心、呕吐、头痛等，须紧急送医。

眼部

自我检查

人获取外界信息时，有80%会通过视觉完成。
换言之，获取视觉信息的眼睛是非常重要的器官。
千万不能忽视眼睛的干痒、充血等症状。

前房

充满"房水"的空间，为没有血管的晶状体、角膜等组织输送必要的氧气与养分。

睫状肌

包裹晶状体对其进行支撑的肌肉。调节晶状体的厚度，控制光线的折射率。

玻璃体

占据眼球内部的大部分空间。无色透明的耦合剂状组织，由水分和纤维组织构成。

视网膜

接收和感知射入的光线，形成图像，相当于相机中的胶卷。

角膜

覆盖眼珠的厚约1mm的透明膜。接收并折射光线，形成影像。

视神经

将眼球收集的信息传送给大脑的神经束，传送后大脑才能获取视觉信息。

晶状体

相当于相机的镜头，对角膜调整后的光线焦点做微调，使之在视网膜上成像。

黄斑部

结膜

结膜分包裹巩膜的球结膜与眼睑内侧的睑结膜，连接眼球与眼睑。

巩膜

眼白的部分。眼球的最外层，覆盖眼珠以外部分的坚固薄膜。

视物原理

外界光线透过角膜，穿过富有弹性的晶状体时发生折射，在视网膜的黄斑部聚焦。黄斑部以外的视网膜也会传递视觉信息。

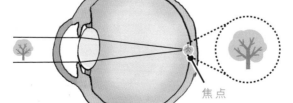

焦点

43

CHECK 眼睛干涩

10 秒不眨眼睛，保持睁眼状态

症状① 总是忍不住要眨眼

症状② 感到眼睛刺痛或干涩

疾病 / 01

病名 眼 干 燥 症 眼干燥症分 3 种情况

泪液过量蒸发	泪液不足	眼球表面无法积聚泪液
泪液蒸发型	泪液减少型	BUT(※)缩短型 ※泪膜破裂时间
泪液过量蒸发导致眼睛干涩的类型。长时间使用电脑后眼睛很干，在干燥的房间中眼睛很干等情况几乎都属于泪液蒸发型。	泪腺是分泌泪液的器官。此处出现异常无法分泌足够的泪液，出现泪液不足的情况。甚至不分泌反射性泪液，眼球很容易受伤。	一睁开眼睛，泪液形成的泪膜就会立刻破裂，泪液难以在眼球展开的状态。泪液分泌量无异常，眼球与眼白也没有受损。

疾病 / 02

症状① 悲伤痛苦时也完全流不出眼泪

症状② 口腔与皮肤也很干燥

发展阶段 | ★★☆

 眼泪直掉

病名 干 燥 综 合 征

全身干燥、不水润

表现为泪液减少型的眼干燥症。不仅泪液，唾液、鼻腔黏液都不分泌，全身异常干燥。与普通的眼干燥症不同，干燥综合征的特点是悲伤想哭时也流不出眼泪。1933年，瑞典的眼科医生亨利克·舍格伦发现了这一疾病。

原因

干燥综合征是胶原病的一种。一般认为，病因有免疫异常、病毒感染、雌性激素异常、遗传因素等。该病不是由单一病因，而是在多种因素综合作用下引起的。

胶原病 ▶ P6、P125

数据资料

发病年龄
40~70岁

发病率
10万人中约55人

就诊科室
（内科）风湿免疫科

其他症状

口 | 不分泌唾液，口中十分干燥。

皮肤 | 皮肤干燥瘙痒，全身关节疼痛。

OK 健康的状态

症状
获得充足的睡眠后，眼睛的疼痛自然消失

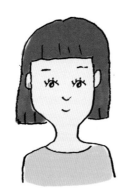

短时间的用眼疲劳在睡眠后大为缓解

长时间操作电脑或佩戴隐形眼镜，用眼过度后会出现眼睛疲劳、疼痛等症状。睡眠后症状消失。如果症状无法消除，就有可能是出现了视疲劳。

🔍 关键词

睡眠

让眼睛休息的最佳方式是"闭上眼睛"。闭眼让眼部肌肉和相关组织得到休息，同时也限制了传导到视网膜上的光。

疾病 / 03

症状① **睡眠后，眼部疼痛未能缓解**

症状② **眼球深处疼痛，痛感向整个头部扩散**

发展阶段 | ★★☆

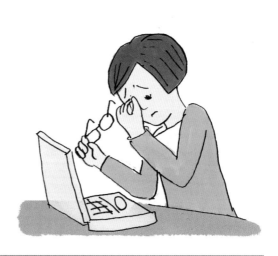

病名
 视 疲 劳

无法自愈，有眼部引发的其他身体不适

重度的用眼疲劳被称为视疲劳。睡眠后眼部疼痛仍无法消除，痛感还会扩散到整个头部，并出现肩膀酸痛、眩晕、恶心等眼部以外部位的症状。人们往往很难察觉，这些症状的真正原因是视疲劳。

📝 原因

过度用眼常会造成散光、眼部干涩等问题，并引发视疲劳。视疲劳还可能是青光眼、白内障等眼部疾病的前兆，需要警惕。

青光眼 ▶ P54
白内障 ▶ P55

数据资料

👤 发病年龄
10几岁起，年龄层广

🕐 发病率
—

🩺 就诊科室
眼科

ℹ️ 其他症状

眼 | 眼睛疲劳，视物模糊。

全身 | 肩膀严重酸痛，身体沉重倦怠。

疾病 / 04

症状 眼珠周围充血

病名 角 膜 炎 （睫状充血）

角膜与睫状体等眼球外层部位发炎的状态。离眼珠越远，充血越浅。放任不管，眼珠会发白、浑浊，视力会下降。

 原因

隐形眼镜不合适等各种原因引发眼部受损，病原体侵入角膜内侧。

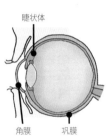

睫状体

角膜 巩膜

疾病 / 05

症状 眼白周围及眼睑下充血

病名 结 膜 炎 （结膜充血）

不论何种原因引起的结膜发炎统称为结膜炎。特点是眼白周围，眼睑下充血，大量流泪或产生大量眼垢。

结膜炎 ▶ P47

 原因

感染细菌或病毒，过敏，长时间佩戴隐形眼镜等。

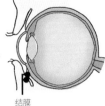

结膜

疾病 / 06

症状 部分眼白出现鲜红的斑块

病名 眼 结 膜 下 出 血

结膜下的细小血管破裂出血的状态。部分眼白被血染红，形成微微凸起的血泡，但无痛感。血液不会流入眼球内部。

原因

原因多种多样。有时也与罹患高血压、糖尿病等疾病有关。

小贴士

开始为鲜红色，之后依次变为棕褐色、黄色、白色，一般1~2周痊愈。

疾病 / 07

症状 眼白整体发黄

病名 肝 脏 疾 病 （黄疸）

肝脏会分泌消化液（胆汁），以分解脂肪。当人体无法顺利将胆汁中的色素排出时，色素发生沉着，使眼白变黄。

原因

患乙型或丙型肝炎、酒精性肝炎，或储存胆汁的胆囊出现功能障碍等。

小贴士

因色素胆红素引发人体组织变黄的现象被称为黄疸。

疾病 / 08

症状 眼珠周围出现白圈

病名 血 脂 异 常 症

角膜下部起雾，向眼球周围扩散。年轻人出现这类症状，可能是患上了血脂异常症。这是血液中的脂肪太多，渗漏到角膜边缘的状态。

原因

血液中的脂肪较多，长此以往会导致动脉硬化，还有引发心肌梗死与脑梗死的危险。

小贴士

"血液中的脂肪太多"是指"胆固醇偏高"。

眼垢 | 眼垢是结膜炎的主要症状。
不同类型的结膜炎与致病原因会形成不同颜色与状态的眼垢。

OK 健康的状态

症状
颜色 **白色、黑色**
状态 **干燥**

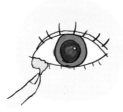

眼垢干燥就没问题

眼垢呈白色干燥的状态，则是正常的生理现象。此类眼垢是眼睛代谢排出的老旧细胞、灰尘等形成的块状物质。混有灰尘等污垢时也会呈黑色。如左图所示，如果眼垢黏糊糊的，可能是结膜炎所致。

疾病 / 09

症状
颜色 **黄绿色**
状态 **黏稠如脓液**
发展阶段 | ★★☆

病名 **细菌性结膜炎**

感染黄色葡萄球菌等常见于人体各处的细菌引发的结膜炎。眼白也会充血。

疾病 / 10

症状
颜色 **无色或白色**
状态 **质地像眼泪，不黏稠**
发展阶段 | ★★☆

病名 **过敏性结膜炎**

身体对花粉等原本对身体无害的物质（过敏原）出现过度的免疫反应所致。

疾病 / 11

症状
颜色 **无色、白色**
状态 **黏稠，呈拉丝状**
发展阶段 | ★★☆

病名 **病毒性结膜炎**

感染病毒所致。传染性强，是容易广泛传播的传染性疾病。

疾病 / 12

症状 **早晨起床时，眼睛被眼垢糊住，无法睁开**
※持续1周以上
发展阶段 | ★★★

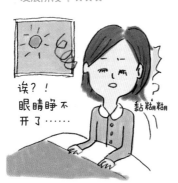

病名 **鼻窦炎**

脓液积聚在颅骨的孔洞中（鼻窦）引发的疾病。鼻窦与眼部相连，脓液会流向眼睛变为眼垢。早晨起床时，眼垢又多又黏糊糊的，甚至无法睁开眼睛，就有可能是患上了鼻窦炎。

原因

鼻窦与眼睛以外的部位也相通。如鼻窦中的脓液流入耳内会引发中耳炎，流入咽喉则会造成支气管炎。一旦感染扩散到大脑，还有可能引发脑膜炎，造成生命危险。

数据资料
发病年龄 **20~50岁**
发病率 **—**
就诊科室 **耳鼻喉科**

47

健康的状态

症状

**下眼睑内侧
呈淡粉色**

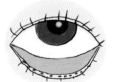

**淡粉色是最理想的
状态**

眼睑内侧（睑结膜）
有大量的毛细血管，
这些毛细血管会透出
淡粉色。

关键词

睑结膜

上下眼睑内侧的结膜，
是眼睑与眼球之间的
浅红色薄膜。通过这
层薄膜的颜色，能够
发现疾病的信号。

疾病 / 13

 下眼睑内侧泛白

发展阶段 | ★★★

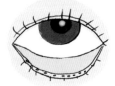

病名 **贫 血**

血液无法到达眼部

眼睑内侧发白是血液量减少，血
管收缩所致，这是贫血的信号。
出现贫血后，血液会优先流向大
脑、心脏等重要器官，确保为这
些器官输送足量的氧气，使得流
向末梢器官的血液量减少。

原因

贫血的原因是血液的主要成分红
细胞不足。不少女性会因过度节
食或经期的出血量大而导致生成
红细胞的铁元素不足。

数据资料 ——————

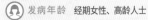 发病年龄　经期女性、高龄人士

发病率　　—

就诊科室　内科 综合内科、妇科

 下眼睑内侧呈鲜红色

发展阶段 | ★★★

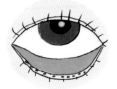

原因

红细胞过多所致

与贫血相反，红细胞过量增加会
让血液流通不畅。原因之一是心
理疲劳。感到心理疲劳时，身体
为了应对这一情况，会增加输送
氧气的红细胞。红细胞异常增多
后，下眼睑内侧呈鲜红色。

小贴士

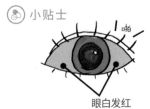

眼白发红

日常生活中用眼过度的人，有时会
毫无征兆地出现眼白发红的情况。
这是因为感到心理疲劳后，球结
膜的毛细血管出血，从而形成了
"红眼"。

痉挛 | 你遇到过眼睑不受意识控制，不断抽动的情况吗？
导致这种现象的原因也许不仅仅是单纯的"疲劳"。

疾病 / 14

症状 **上眼睑或下眼睑
一侧抽动**

发展阶段 ┃ ★★☆

病名 **生理性
眼睑痉挛**

一侧眼睛的上眼睑或下眼睑抽动的状态。过度用眼的现代人的常见症状。特点是持续2~3天后消失，之后会无规律地复发。

 原因

因视疲劳或睡眠不足，眼周肌肉之一的眼轮匝肌出现无意识地收缩。

视疲劳 ▶ P45

疾病 / 15

症状 **双眼睑周围的
肌肉抽动**

发展阶段 ┃ ★★☆

病名 **眼睑痉挛**

感觉到发生痉挛时，其实眼睛处于无法灵活睁闭、无法有效控制眨眼的状态。在明亮处痉挛会加重。

 原因

与角膜炎、结膜炎等眼部疾病有关，还有可能是大脑出现功能障碍，病因多种多样。

角膜炎、结膜炎 ▶ P46

疾病 / 16

症状 **一侧的眼睑与该侧
面颊、嘴角抽动**

发展阶段 ┃ ★★☆

病名 **面肌痉挛**

左右某一侧的眼睑抽动，并逐渐带动该侧面颊与嘴角等半张脸痉挛。容易发生在进食、交谈等口、眼活动时。

 原因

面部的神经与血管相接触、受到刺激引发，常见于高血压、高血脂人群。

血脂异常症 ▶ P4、P46

眼

颜色异常／痉挛

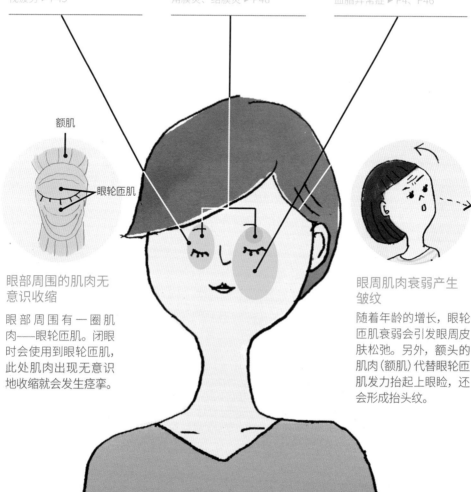

额肌

眼轮匝肌

眼部周围的肌肉无意识收缩

眼部周围有一圈肌肉——眼轮匝肌。闭眼时会使用到眼轮匝肌，此处肌肉出现无意识地收缩就会发生痉挛。

眼周肌肉衰弱产生皱纹

随着年龄的增长，眼轮匝肌衰弱会引发眼周皮肤松弛。另外，额头的肌肉（额肌）代替眼轮匝肌发力抬起上眼睑，还会形成抬头纹。

小疙瘩 | 俗称的"长针眼"一般指麦粒肿或霰粒肿。
其病因是杂菌引发的炎症或脂肪结块，不会传染。

疾病 / 17

症状

睫毛根部长出
白色小疙瘩

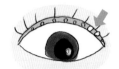

病名 **睑板腺功能障碍**

睑板腺分泌的油脂结块，形成小疙瘩堵住腺体出口，氧化后的小疙瘩变硬，眼球转动时能感觉到。

原因

随着年龄增长，腺体分泌能力下降，油脂无法排出所致。此外，眼妆等污垢堆积在睑板腺上也会阻碍皮脂的分泌。

想了解睑板腺，请看下面！

疾病 / 18

症状

眼睑内外侧、睫毛根部
红肿疼痛

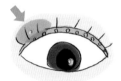

病名 **麦粒肿**

一开始长出红色小疙瘩，随后小疙瘩周围会肿胀作痛。肿块破裂后其中的脓液流出，疼痛得到缓解。

原因

汗腺、睫毛根或睑板腺受黄色葡萄球菌等细菌感染引发炎症。

数据资料

发病年龄
10~40岁

就诊科室
眼科

疾病 / 19

症状

眼睑内外侧长出
硬硬的圆形
白色小包块

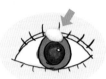

病名 **霰粒肿**

睑板腺阻塞变为慢性炎症，非细菌感染引发的肿块。无痛不发红，但急性霰粒肿有时也会有疼痛感。

原因

造成睑板腺阻塞的原因有很多，有时长出小疙瘩后发生细菌感染，会转为急性炎症。

数据资料

发病年龄
全年龄

就诊科室
眼科

滋润眼睛的睑板腺

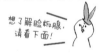

小孔中流出油脂

上下眼睑内侧有一种名为"睑板腺"的腺体，上下各有约30个。其作用是分泌油脂以延缓泪液蒸发，其开口处会流出油脂。

睑板腺

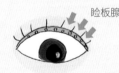

? 年龄增长引起的衰老

年龄增长后，常会出现"眼睛干涩、刺痒"等不适症状。一般认为，年龄增长引起的睑板腺功能低下是引发这类症状的原因之一。

疾病 / 20

（症状）

眼睑表面长出淡褐色、小而平的一片小疙瘩

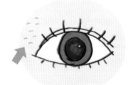

（病名）　**汗 管 瘤**

因汗液流出的管道（汗腺）增多而引发的良性肿瘤。多发于眼周，无痛，常见于女性。

（原因）

病因是汗腺在皮肤上的异常增殖。女性发病较多。

数据资料 ——

发病年龄　青春期、中年后
就诊科室　皮肤科

疾病 / 21

（症状）

眼睑表面中央长出白色小疙瘩

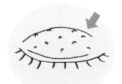

（病名）　**粟 粒 疹**

良性肿瘤，常被称为"脂肪粒"。白色的小疙瘩中，是长年累积的角质。有时也会被误认为是闭合性粉刺。

（原因）

病因尚不明，可能是由衰老或体质等诱发。有时吃太多油腻的食物也会引发。

数据资料 ——

发病年龄　幼年至30岁
就诊科室　皮肤科

疾病 / 22

（症状）

长出棕色或黑色形状歪斜的小疙瘩

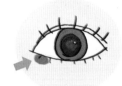

（病名）　**基 底 细 胞 癌**

棕色或黑色的小疙瘩可能是一种名为母斑（胎记）的良性肿瘤（痣），也可能是皮肤衰老的现象之一脂溢性角化病或恶性肿瘤（癌症）。

（小贴士）

眼睑上长出的恶性肿瘤中，由构成表皮的基底细胞增殖而引发的癌症较为见见。其特点是形状歪斜扭曲，表面不光滑，内部溃烂。

基底细胞癌的致病原因是紫外线！

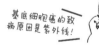

疾病 / 23

（症状）

眼部总是长小疙瘩，反复不愈

发展阶段 ｜ ★★☆

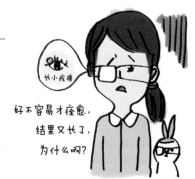

好不容易才痊愈，结果又长了，为什么啊？

（病名）　**糖 尿 病 、 白 血 病**

患上糖尿病、白血病等会对全身各处产生多种影响的疾病时，身体会变得容易感染。上述疾病的患者中，有的人会出现眼部反复长小疙瘩的情况。

糖尿病 ▶ P65、P72、P119、P134
白血病 ▶ P65

疾病 / 24

症状 **早晨眼睛还能睁大，傍晚时眼睑出现下垂**

发展阶段 | ★★☆

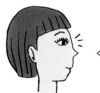

病名 **重 症 肌 无 力**

全身肌肉力量下降，很快就感到疲劳，使不上力气。其中，眼睑处最容易观察到症状。眼睑肌肉力量衰弱后，会出现下垂，造成视物困难。肌肉力量随时间流逝而逐渐减弱，因此相比清晨，傍晚后更容易出现症状。

原因

防御"外敌"的免疫系统被破坏，神经无法向肌肉传递信号，引发症状。但免疫系统失灵的原因尚不明。

数据资料 ——————

发病年龄　30~60岁(女性)

发病率　　8500人中1人

就诊科室　内科 神经内科

疾病 / 25

症状 **左右眼睑以及整张脸水肿，变得圆鼓鼓的**

发展阶段 | ★★☆

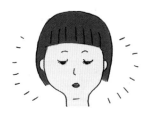

病名 **桥 本 甲 状 腺 炎**

甲状软骨下的器官甲状腺功能减退引发的疾病。水肿是具有代表性的症状，其特点是与普通的水肿不同，用手指按压出现凹陷后会快速复原。起床时，手和脸肿胀，双眼睑、嘴唇、舌头等整体都会出现水肿。

原因

与重症肌无力一样，是免疫系统遭到破坏引发的疾病。原本保护身体的淋巴球攻击甲状腺，造成其功能低下。

数据资料 ——————

发病年龄　25~50岁(女性)

发病率　　40岁以上人群中占10%

就诊科室　内科 内分泌科

⚠ **WARNING**

症状 **不仅早晨，一整天眼睛都水肿**

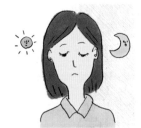

早晨水肿是生理现象

人在平躺着睡觉时，水分会回流到面部，使得清晨面部水肿。数小时后水肿会自动消失。如果傍晚仍然水肿，也许是患上某些疾病的征兆。

👆 CHECK　黑眼圈的种类

**❶ 顺着下眼睑
轻轻向下拉**

轻轻向下拉下眼睑与眼尾，观察黑眼圈是否随之被拉动，或变淡消失。

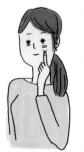

**❷ 抬头看向天花板，
观察下眼睑**

手拿镜子，保持抬头，观察黑眼圈是否会变淡。这时注意下眼睑不要放松。

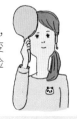

症状

**抬头看向天花板时
黑眼圈消失**

黑 眼 圈

因面部肌肉松弛、皱纹或水肿，眼周形成阴影，看起来好像有黑眼圈。
CHECK❶向下拉下眼睑后皱纹舒展。
CHECK❷光线从上向下照射，阴影产生的黑眼圈就消失了。

🖊 原因

年龄增长后受重力影响，下眼睑的皮肤松弛，眼周肌肉力量衰弱，形成皱纹。原本卧蚕较大的人会更明显。

症状

**眼睑向下拉
黑眼圈变浅**

※未完全消失

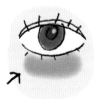

青 眼 圈

眼周有大量毛细血管。青眼圈是血流瘀滞，血管颜色从较薄的表皮透出所致。青眼圈在眼下扩散，做CHECK❶和❷时会变浅。

🖊 原因

原因是生活不规律、睡眠不足或疲劳等引发的血流不畅。血液停滞在静脉中，透过薄薄的皮肤呈现出青色。

症状

**眼睑向下拉
泛红加剧**

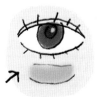

红 眼 圈

下眼睑，尤其是眼头泛红肿胀。相较于其他类型眼圈症状较轻，但也会引发松弛，需要注意。
CHECK❶时泛红加剧，CHECK❷时与青眼圈一样会变浅。

🖊 原因

相较于静脉血瘀滞引发的青眼圈，静脉、动脉均发生瘀滞会形成红眼圈。这是长期使用电脑等造成眼周肌肉僵硬，引发血流不畅所致。

症状

**抬头看向天花板或
拉下眼睑均无变化**

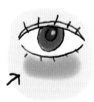

棕 色 眼 圈

眼周的皮肤很薄，是色素容易出现沉着的部位，棕色的眼圈就是这样产生的。因为皮肤变色，所以拉扯皮肤也不会变浅或消失。

🖊 原因

因揉眼时造成的摩擦，或残留的眼妆经紫外线氧化，在眼周形成棕色的色素沉着。

疾病 / 26

症状 ① 阅读竖排版的文字时有困难

症状 ② 换行时对不上行

发展阶段 | ★☆☆

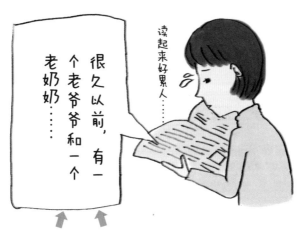

病名 **青 光 眼**

横排版容易读，竖排版就困难了

眼睛看到的信息无法很好地传递给大脑，视野部分缺失，病情发展缓慢。从鼻子一侧的下部视野开始，逐渐无法看清。比如，一列文字中有一两个字从视野中消失。为此，竖排版最下方的文字常因无法看到而跳过。

数据资料

- 👤 发病年龄 40岁以上
- 🕐 发病率 20人中1人
- 🩺 就诊科室 眼科

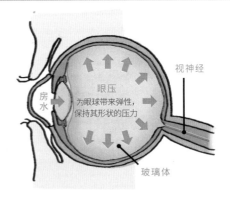

图标：视神经、眼压（为眼球带来弹性，保持其形状的压力）、房水、玻璃体

💧 **原因** 眼球内的房水过多或流动不畅，引发眼球内压力（眼压）增高，导致视神经受压迫，眼睛看到的信息传递给大脑的器官（视神经）时出现障碍，造成视物异常。

👣 **小贴士** 平时用双眼视物，单侧眼存在看不见的部分也很难察觉，横排版的文字可以正常阅读。

症状① 视野里的景色发黄，看起来十分混沌

症状② 眼镜的度数突然变得不再合适

发展阶段 | ★★★

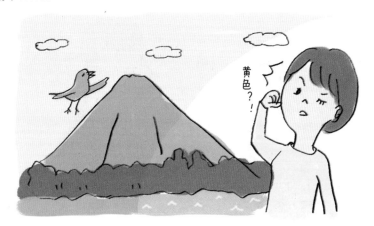

病名 白 内 障

视力下降不仅仅因为衰老

这是晶状体变白、浑浊而引发视力下降的疾病。无明显的早期症状，病情发展后会出现视物模糊、不容易看清楚的问题。有时，眼中的景色还会发黄或变成棕色，常有病例未察觉到病情的发展，只是感觉"眼镜度数突然变得不合适了"。

 其他症状

眼

视物出现二重影或三重影，看不清楚。

眼

在明亮处感到光线炫目晃眼。

✐ 原因

晶状体发挥着类似相机镜头的作用。其蛋白质氧化是病因之一。这是因年龄增长而引发的疾病，有时也会因药物的副作用、眼部外伤以及先天性的因素发病。

🖐 小贴士

在法国画家莫奈的作品中，越接近晚年偏黄的色彩就用得越多。有人认为，这一用色的变化是画家罹患白内障导致的。

🔑 关键词

晶状体 作用是调节光线的折射，以保证视野清晰。晶状体的形状为直径约9mm、厚约4mm的凸透镜。

📋 易混淆的疾病

许多人去眼科就诊时以为自己是因老花眼等衰老的原因引起的视力低下。其实，白内障也存在看不清小字的症状。

数据资料
- 发病年龄 40岁以上
- 发病率 50~60岁人群中2人中1人
- 就诊科室 眼科

症状
① 看见**虫子或线状物**在视野中到处飞舞

症状
② 看见**光点**不停地闪耀

发展阶段 ┃ ★★★

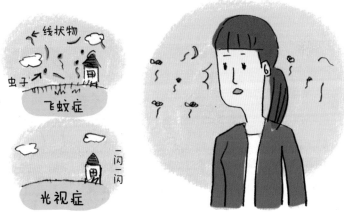

病名 # 视 网 膜 脱 离

奇怪的光线和小飞虫出现在视野中

眼球内侧有一层网膜，这层网膜脱离引发视力降低。不会有痛感，常与眼前不断出现小飞虫或线状物的"飞蚊症"以及看到瞬间闪光的"光视症"等并发。

ⓘ 其他症状

眼	眼
视野整体仿佛有一层浓雾，视物模糊。	视野部分缺失，无法看见（视野残缺）。

⊙ 原因

视网膜分两层，分别是传导光线的神经网膜与其依附的网膜色素上皮层。通常这两层紧紧地贴在一起，可因某些原因二者分离，无法发挥其原本的功能，从而引发上述症状。

⊙ 小贴士

当脱离一直发展到眼球中心部（黄斑），可能会致盲。因此在早期阶段发现症状非常重要。脱离的视网膜无法复原。

⊙ 关键词

生理性飞蚊症

⊙ 易混淆的疾病

出现飞蚊症的症状后，不少人不会将其视作疾病，而认为是衰老表现之一的"生理性飞蚊症"。

数据资料

⊙ 发病年龄
全年龄

⊙ 发病率
1万人中1人

⊙ 就诊科室
眼科

眼球中的玻璃体由水分与纤维构成。其破裂后，玻璃体的纤维碎片形成的阴影进入网膜视野中，从而出现了看见疑似虫与线状物的症状。

症状 **1** 视野中心部位突然出现
边缘呈锯齿形的半圆光斑

症状 **2** 光斑开始较小，随后逐渐变大

发展阶段 ┃ ★★☆

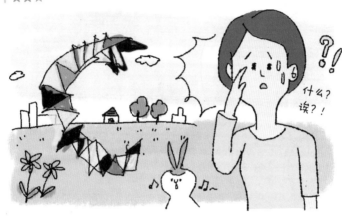

病名 **偏 头 痛**

并非眼部疾病，而是偏头痛的前兆

视野中心部位突然出现边缘呈锯齿形闪耀的半圆光斑（闪辉性暗点），视物出现扭曲，或视野突然变暗，这些都是偏头痛的前兆。大多数情况下，症状会在双眼同时出现，一般持续约20分钟。眼部症状消失后，一侧头部就会开始阵阵作痛。

其他症状

头	眼
一侧太阳穴随着脉搏一跳一跳地作痛。	出现周围景色打转的旋转性眩晕。

原因

原因尚未明确。一般认为是大脑后额叶处输送血液的血管发生痉挛，使血液量减少引发的。痉挛结束后，血液大量涌入，导致偏头痛的发病。

血管痉挛是神经传导物质（血清素）大量生成所致。通常认为，当紧张得到缓解或睡太久时，血清素容易大量分泌。

关键词

后额叶 大脑后部区域，负责视觉与色彩的识别。眼睛获得的信息通过视神经传到后额叶。

易混淆的疾病

容易被误认为是眼部疾病。需要注意的是，中老年人只出现闪辉性暗点而不发生头痛，可能是脑瘤所致。

数据资料

发病年龄
20~60岁

发病率
12人中1人

就诊科室
内科 神经内科、头痛门诊

疾病 / 30

症状
① **看近处物体清晰**

症状
② **看远处物体模糊**

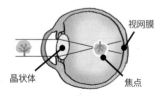

视网膜

晶状体

焦点

病名 **近 视**

光的平行线折射后聚焦在视网膜前的状态。因此，能看清近处的物体，而远处物体会变得模糊。病理是焦点到视网膜的距离太长或晶状体的折射能力过强。

原因

生长发育后眼球纵深拉长或遗传因素所致。长时间操作电脑等过度用眼会加剧近视。

数据资料
发病年龄 10~50岁　　发病率 —

疾病 / 31

症状
不论近处还是远处物体都看不清

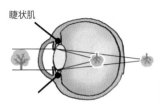

睫状肌

病名 **远 视**

眼球纵深太短或折射光线能力较弱，使得光的平行线折射后聚焦在视网膜后。重度远视不论近处还是远处物体都看不清，为了聚焦，眼部肌肉一直不断活动，还有容易视疲劳的特点。

原因

眼球的大小是天生的，一般眼球较小的婴儿会出现远视。眼球大小也存在生长发育后无法改善的情况。

数据资料
发病年龄 幼年　　发病率 —

疾病 / 32

症状
视物时在纵向或横向上出现重影

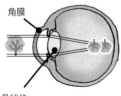

角膜

晶状体

病名 **散 光**

由角膜与晶状体折射率不一致引起，视野呈现全面重影模糊的状态。因此，不论远近，视物均有重影。有时散光还会与近视或远视同时出现。

原因

视物角度歪斜或外伤引发晶状体或角膜变形所致。也有不少人天生就散光。

数据资料
发病年龄 —　　发病率 13人中1人

疾病 / 33

症状
看近处物体模糊，不容易看清

睫状肌

睫状肌

病名 **老 花 眼**

年龄增长后，眼部调节焦距的能力下降，看近处的物体时出现模糊或边缘不清晰的情况。有时会在远视或近视的基础上出现老花。特点是在昏暗处视物更加困难。

原因

衰老后晶状体失去弹性，无法顺畅地伸缩，或调解晶状体厚度的睫状肌力量衰弱等。

数据资料
发病年龄 40岁以上，有的人35岁左右就会出现
发病率 32人中1人

鼻部

自我检查

将手指伸入鼻孔是不是会感到湿润？那是鼻腔中的黏液。鼻黏膜中有大量毛细血管，不耐刺激，若毛细血管经常受刺激，则容易引发流鼻血、流鼻涕、鼻塞等症状。

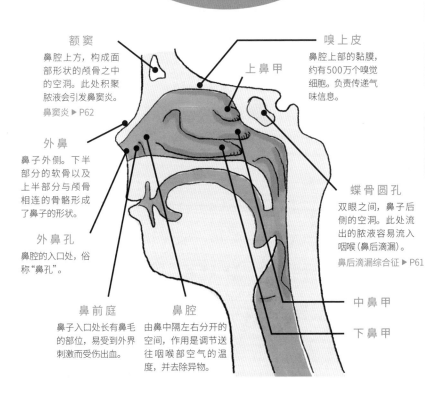

额窦
鼻腔上方，构成面部形状的颅骨之中的空洞。此处积聚脓液会引发鼻窦炎。
鼻窦炎 ▶ P62

嗅上皮
鼻腔上部的黏膜，约有500万个嗅觉细胞。负责传递气味信息。

上鼻甲

外鼻
鼻子外侧。下半部分的软骨以及上半部分与颅骨相连的骨骼形成了鼻子的形状。

蝶骨圆孔
双眼之间，鼻子后侧的空洞。此处流出的脓液容易流入咽喉（鼻后滴漏）。
鼻后滴漏综合征 ▶ P61

外鼻孔
鼻腔的入口处，俗称"鼻孔"。

中鼻甲

下鼻甲

鼻前庭
鼻子入口处长有鼻毛的部位，易受到外界刺激而受伤出血。

鼻腔
由鼻中隔左右分开的空间，作用是调节送往咽喉部空气的温度，并去除异物。

从鼻孔观察

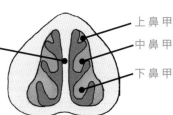

鼻中隔
在鼻子中分出左右的间隔。被黏膜包裹，从鼻孔一直延伸到喉咙。

上鼻甲

中鼻甲

下鼻甲

鼻甲
类似软骨的构造，分上中下3层，各自之间都有空气流通。

流鼻涕 | 流鼻涕的代表性疾病是感染病毒引发的感冒。
鼻涕种类很多，有的透明如清水，有的则又黄又浓还十分黏稠。

疾病 / 01

症状 **一开始流清水鼻涕，
之后逐渐变得黏稠**

发展阶段 | ★★☆

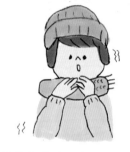

 病名 **感 冒**

九成以上的感冒都是病毒感染所致，也有细菌感染引发的。病毒导致的感冒，发病后第2~3天是症状最为严重的时期。超过5天仍无法痊愈的感冒则有可能是细菌性的。

👆 CHECK 通过鼻涕判断感冒的发展程度

初期	中期	后期	重症
透明如 清水的鼻涕	**白色黏稠 鼻涕**	**黄色黏稠 鼻涕**	**橙色黏稠 鼻涕**
刚得感冒时会流出像清水一样透明的鼻涕。身体为了将侵入的病毒排出体外，会分泌大量的清水鼻涕。	免疫细胞正与病毒战斗。鼻涕发白发黏是因为其中混入了战死的白细胞以及各种细胞的残骸(脓)。	当与病毒的战斗白热化后，脓液占到鼻涕的2/3以上。鼻涕的黏稠度与浓度均上升。	可能是病情恶化引发了鼻窦炎，或出现细菌性的二次感染。鼻涕中混入血液，呈橙色。 鼻窦炎 ▶ P62

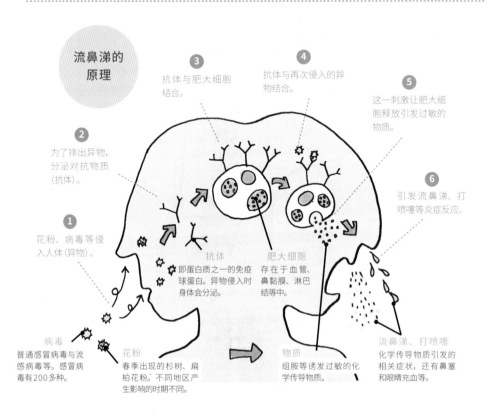

流鼻涕的原理

3 抗体与肥大细胞结合。

4 抗体与再次侵入的异物结合。

5 这一刺激让肥大细胞释放引发过敏的物质。

2 为了排出异物，分泌对抗物质(抗体)。

6 引发流鼻涕、打喷嚏等炎症反应。

1 花粉、病毒等侵入人体(异物)。

抗体
即蛋白质之一的免疫球蛋白。异物侵入时身体会分泌。

肥大细胞
存在于血管、鼻黏膜、淋巴结等中。

病毒
普通感冒病毒与流感病毒等。感冒病毒有200多种。

花粉
春季出现的杉树、扁柏花粉。不同地区产生影响的时期不同。

物质
组胺等诱发过敏的化学传导物质。

流鼻涕、打喷嚏
化学传导物质引发的相关症状，还有鼻塞和眼睛充血等。

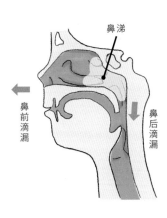

鼻涕

鼻前滴漏

鼻后滴漏

症状 **黏稠的鼻涕**从鼻腔流入**咽喉，咽喉剧痛**

发展阶段 | ★★★

病名 鼻 后 滴 漏 综 合 征

鼻涕黏在咽喉中

流入咽喉的鼻涕量增加，黏性增强，会刺激咽喉，引发刺痛与咽喉不适感。

🩺 小贴士

一般鼻涕会自然流入咽喉。不过在感冒、鼻窦炎等鼻涕分泌量与性状发生改变时，咽喉处可能会有不适感。

鼻部疾病、症状区分表

	感冒 ▼	花粉症、鼻炎 ▼ ※花粉症为过敏性鼻炎的一种	流感 ▼
原因	病毒、细菌	植物的花粉（杉树、扁柏等）	病毒
发热	低热（低于38℃）	—	高热（高于38℃）
鼻涕	从清水鼻涕变为黏稠鼻涕	类似清水	后期流鼻涕加剧
打喷嚏	有时会打喷嚏，连续打不超过4次	连续多次打喷嚏	有时会打喷嚏
鼻塞	一侧鼻孔塞住	严重鼻塞有时两侧鼻孔均塞住	后期鼻塞加剧
眼睛痒	—	花粉症→有鼻炎→无	—
咽喉	有肿痛感	有不适感	严重肿痛
咳嗽	持续数小时	有咳嗽	严重咳嗽持续数日
全身疼痛	—	—	有严重的肌肉、关节疼痛感，全身无力
发病时长	一周左右	数月	一周左右
发病时间	全年	春秋、晴天或大风天症状加剧	秋、冬

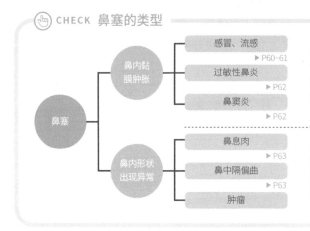

CHECK 鼻塞的类型

鼻塞
- 鼻内黏膜肿胀
  - 感冒、流感 ▶P60~61
  - 过敏性鼻炎 ▶P62
  - 鼻窦炎 ▶P62

鼻黏膜中有大量毛细血管，十分敏感。血管感染病毒或花粉附着引发炎症后，黏膜肿胀，通气不畅。

- 鼻内形状出现异常
  - 鼻息肉 ▶P63
  - 鼻中隔偏曲 ▶P63
  - 肿瘤

鼻腔内部分隔左右的结构变形（鼻中隔偏曲）引起鼻子内部变形，长出息肉或肿瘤，使鼻腔通气性变差，引发鼻塞。

疾病 / 02

 症状

特别是早晨起床时，流鼻涕、鼻塞加重

发展阶段 ┃ ★★☆

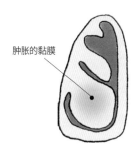

肿胀的黏膜

 病名

过 敏 性 鼻 炎

螨虫、花粉引发鼻黏膜过敏造成鼻塞。特点是起床时症状严重。白天交感神经占优势地位，会抑制鼻涕、鼻塞。睡觉与刚起床时，人体处于放松状态，副交感神经占优势，故无法抑制相关症状。

原因

鼻塞的原因不是鼻涕而是黏膜肿胀。黏膜对鼻子吸入的过敏物质产生过度的反应，黏膜毛细血管扩张肿胀。

数据资料 ————
- 发病年龄
  10岁以上
- 发病率
  2.5人中1人
- 就诊科室
  耳鼻喉科

疾病 / 03

 症状

不论怎么擤鼻涕，都感到鼻孔深处被堵住，鼻塞无法缓解

发展阶段 ┃ ★★☆

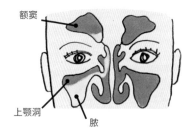

额窦

上颚洞

脓

 病名

鼻 窦 炎

病毒或花粉使鼻黏膜持续发炎肿胀，炎症蔓延到鼻子周边的空洞部分（鼻窦）。严重时，脓会积聚在其中，不论怎么擤鼻涕都无法改善呼吸困难。

原因

急性鼻窦炎主要因感染可诱发感冒与流感的细菌、病毒所致。而花粉症等过敏性鼻炎引发的鼻窦炎则多会转为慢性。

数据资料 ————
- 发病年龄
  20~50岁
- 发病率
  60~120人中1人
- 就诊科室
  耳鼻喉科

症状 **数月来一直鼻塞，**
闻不出气味，尝不出味道

发展阶段 | ★★☆

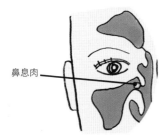

鼻息肉

病名

鼻 息 肉

鼻窦炎持续发病后容易发展成鼻息肉。鼻黏膜上长出蘑菇状的柔软肉块就是息肉。息肉长大后会堵住鼻孔，有时能通过鼻孔观察到水疱状的组织。感知气味的黏膜（嗅上皮）被长出的息肉盖住后，味觉感知也会减退。

原因

常与鼻窦炎、过敏性鼻炎一起发病，10%的慢性鼻窦炎患者会长鼻息肉。鼻周空洞长期蓄脓容易诱发鼻息肉。

数据资料 ————
发病年龄
20岁以上
发病率
130人中1人
就诊科室
耳鼻喉科

鼻

鼻塞

症状 同一侧鼻孔**长期堵塞，**
呼吸十分困难

发展阶段 | ★★★

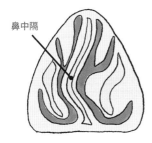

鼻中隔

病名

鼻 中 隔 偏 曲

鼻中隔位于鼻腔中央，将空间分为左右两部分。每个人的鼻中隔都有一些偏曲，不过偏曲严重的人会长期处于鼻塞状态，感到呼吸困难。一般为向左或向右一侧偏曲，因此会有一侧鼻孔长期不通气。

原因

鼻中隔由3块骨头构成。随着生长发育，这3块骨头的平衡关系可能被打破，有的发生弯曲，有的则被挤出原来的位置。也有因骨折而偏曲的情况。

数据资料 ————
发病年龄
20岁以上
发病率
—
就诊科室
耳鼻喉科

**细微的异变就
会引发鼻塞**

鼻内有3块盖状结构（鼻甲）。空气在每层之间流通，同时中央还有将空间分为左右两边的间隔（鼻中隔），结构十分复杂。因此，鼻黏膜有细微的肿胀或变形就会引发鼻塞。

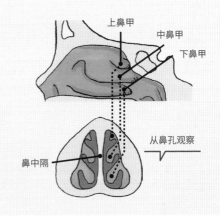

上鼻甲

中鼻甲

下鼻甲

从鼻孔观察

鼻中隔

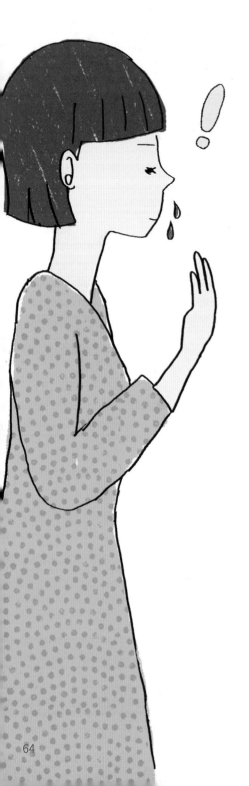

 危险的鼻血
CHECK.01

没有抠鼻子也没有鼻塞，突然流鼻血

没有用指甲抠伤鼻黏膜，也不是擤鼻涕时太用力，突然毫无征兆地流鼻血。这种情况可能并非由外伤所致。

 危险的鼻血
CHECK.02

流出大量鼻血，滴滴答答止不住

受到外伤时，鼻孔入口处可能会滴出一些鼻血。当罹患动脉硬化等让血管变得脆弱的疾病时，流鼻血会出现从鼻腔深处的黏膜处不断流出的特点。

 危险的鼻血
CHECK.03

牙龈、耳朵等鼻子以外的部位也有出血

如果不仅是流鼻血，口腔、牙龈、耳内也出现出血，就需要特别警惕，这可能是颅骨遭受打击后出现的内出血或是动脉硬化等身体处于危急情况的征兆。

 危险的鼻血
CHECK.04

流鼻血超过 30 分钟。3天1次频繁流鼻血

如果出血量不大，但流血超过30分钟无法止住，有可能是患上了其他疾病。3天1次频繁流鼻血也十分危险。

当出现危险的鼻血时，还会有什么样的其他症状？

疾病 / 06

子宫

(人) 其他症状

经期流鼻血

发展阶段 | ★★☆

(病名) **代偿性月经**

雌性激素中的雌激素分泌量减少后，会月经来潮。与此同理，雌激素的减少有时也会造成流鼻血的情况。

疾病 / 07

腿

(人) 其他症状

腿容易抽筋

发展阶段 | ★★★

(病名) **糖尿病**

血液中的糖分增加后，全身的毛细血管都会变脆，让人容易流鼻血。另外，血糖升高后血液会变得黏稠，血液难以流入腿部的毛细血管中，腿部更容易抽筋。

疾病 / 08

耳朵

(人) 其他症状

• **流出**透明不黏稠的**粉色鼻血**
• **耳朵**中也流出血水

发展阶段 | ★★★

(病名) **头部外伤**

当然头部遭受重击，颅骨发生骨折时，3天内会从耳鼻中流出粉色血水，这是颅骨受损后漏出的脑脊髓液。这种出血是生命危在旦夕的信号。

疾病 / 09

全身

• **不记得有磕碰，身上却莫名出现**瘀青
• **瘀青处**没有痛感

发展阶段 | ★★★

(病名) **血小板减少症、白血病**(急性)

白血病是造血细胞癌变，导致正常细胞（血小板）减少的疾病。血小板减少后，血管会变得非常脆弱，黏膜较薄的鼻腔容易出血，身体各处也会出现内出血的情况。

疾病 / 10

口腔

(人) 其他症状

口腔或牙龈有较大量的出血

发展阶段 | ★★★

(病名) **动脉硬化**

衰老以及血液中的低密度脂蛋白胆固醇增加后，血管变硬、变脆。鼻腔深处较粗的动脉会受损破裂，引发大量出血。口腔、牙龈也会因此大量出血。

流鼻血的原理

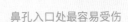

基塞尔巴赫氏区

毛细血管

外伤

鼻孔入口处最容易受伤

90%的鼻血都是鼻孔入口处（基塞尔巴赫氏区）的出血。这一部位的黏膜被指甲划伤或擤鼻涕太用力造成受伤后就会出血。

(🔍) **关键词**

基塞尔巴赫氏区

这是左右鼻孔间隔的前下部。因距离入口处很近，容易受到外部刺激而受伤。另外，此处毛细血管集中，黏膜又很薄，一不小心就会受伤。

(?)

症状 **吃巧克力会流鼻血**

(原因) 咖啡因

"吃巧克力会流鼻血"并无医学根据。不过巧克力中所含的刺激性成分咖啡因会促进血液循环。如果原本鼻腔内就有伤口，伤口会更容易开裂，引发流血。

CHECK 黑头的种类

鼻头干燥时，用手指触摸鼻子

鼻头毛孔粗大或被角质堵住是皮脂过量分泌所致。用手指触摸时指尖会附着皮脂。

洗脸后，对镜自我检查

洗脸清除彩妆与污垢后，对着镜子观察确认。因色素沉着引发的黑头无法洗去。

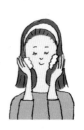

症状

毛孔堵塞发黑，摸起来十分粗糙

疙疙瘩瘩 粗糙

角质与皮脂混合，形成角栓长期堵塞毛孔，并氧化发黑，这是鼻翼黑头最常见的成因。鼻子摸起来触感粗糙，又被称为"草莓鼻"。摸过鼻子的指尖上会附着一层皮脂。

原因

污垢、角质

皮肤细胞因干燥或紫外线等受损，残留下来形成角质。污垢则多源自未清除干净的彩妆。

症状

毛孔好像开着口一样呈小坑状

小坑

鼻头上的皮肤是不是像橘子皮一样，毛孔十分粗大呢？如果皮肤呈这种状态，则多为皮脂分泌旺盛所致，手摸鼻子会沾到皮脂。皮肤失去弹性变得松弛后，毛孔会更明显。

原因

衰老、痘印

过去长座疮留下了疤痕，或不注意改善毛孔堵塞的问题，使毛孔变大。衰老后皮肤松弛，也是毛孔粗大的原因。

症状 **1** 摸起来不粗糙，但洗脸后毛孔仍然发黑

症状 **2** 有许多小块色斑

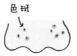
色斑

看似是黑头，实为黑色素形成的色斑。因为色斑深入皮肤深处，不论怎么洗脸都不会消失。特点是除了这些"黑头"，还有大量其他雀斑。

原因

紫外线

皮肤吸收紫外线后，会分泌黑色素保护细胞。但长期暴露在紫外线下，黑色素分泌过量，便会形成色斑或雀斑。

症状 **1** 毛孔发黑，还长着毛

症状 **2** 摸起来触感粗糙

绒毛

鼻头上的绒毛也是黑头的成因。毛孔中形成角栓时，内侧长出的绒毛会被堵在下面形成黑头，或造成皮肤粗糙。仔细观察鼻翼皮肤会发现这里长着一些纤细的绒毛。

原因

绒毛

有绒毛不是问题，可当毛孔被角栓堵住，将绒毛堵在毛孔中就会引发皮肤问题。不过有的人绒毛比较浓密，也会造成看似长黑头的情况。

口腔
自我检查

口腔是人体摄入食物的入口，也是细菌容易繁殖、引发感染的部位。除了龋齿与口腔溃疡，还有舌头的异常与口臭等本人不易察觉的问题。
注意日常定期自我检查十分重要。

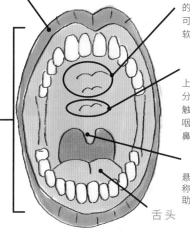

嘴唇
可通过上下唇的开合防止异物入口，还能辅助发音。

硬腭
骨骼外有黏膜包裹的上颚前侧部分。可分辨入口食物的软硬程度。

软腭
上颚的口腔内侧部分。没有骨骼支撑，触感柔软，能在吞咽时防止食物误入鼻腔。

口腔
消化道的起始部分。

腭垂
悬在软腭内侧，俗称"小舌头"，能辅助发声。

舌头

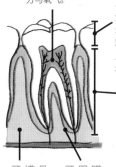

牙髓
牙齿中的神经，其中还有毛细血管通过，为牙齿输送养分与氧气。

牙冠
牙齿露出牙龈的部分。由人体组织中最坚硬的物质牙釉质以及牙本质、牙骨质这3种组织构成。

牙根
牙齿埋在牙龈中的部分。

牙槽骨　牙周膜

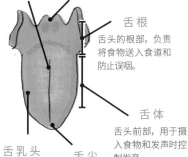

舌正中沟　喉头盖

舌根
舌头的根部，负责将食物送入食道和防止误咽。

舌体
舌头前部，用于摄入食物和发声时控制发音。

舌乳头
舌头表面的小突起，共有4种。分布着感知味觉的细胞。

舌尖

舌头的异常 | 舌头表面容易积聚食物残渣，引发细菌滋生。
同时舌头也是能够反映身体状况与疾病征兆的部位。

 OK 健康的状态

症状
· 呈淡粉色
· 表面有一层薄薄的
　白色舌苔

健康的舌头呈淡粉色，舌根到舌尖覆盖着一层薄薄的白色舌苔。舌苔是食物残渣附着在舌头表面的突起（舌乳头）上后，由细菌繁殖形成的。

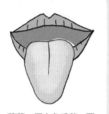

薄薄一层白色舌苔，覆盖除舌尖与舌头边缘以外的舌头表面。

CHECK

**用餐后
1小时以上
再观察**

进食后舌头上还有食物残渣，无法观察真实的舌头颜色。请在进餐后等1小时以上，再进行观察。

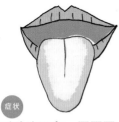

症状

舌头表面有一层厚厚的白色舌苔

原因
污垢、疲劳、吸烟

疲劳累积、肠胃虚弱、代谢不佳、发热等身体不适时，舌苔会变厚，并比平常更白。

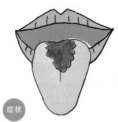

症状

舌头表面有黑色舌苔

原因
霉菌

口腔中长期存在的霉菌之一念珠菌滋生，与血铁蛋白结合后变色形成。

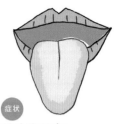

症状

舌头表面有黄色舌苔

原因
慢性胃炎等

舌苔上出现细菌或病毒感染的状态。肠胃状态不佳、睡眠不足或吸烟会形成黄色舌苔，口臭也会加重。

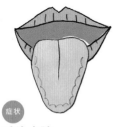

症状

舌头水肿，边缘出现齿痕

原因
肠胃、肾功能障碍

消化器官功能低下时，水分代谢受阻，舌头出现水肿。水肿部分与牙齿挤压，形成齿痕。

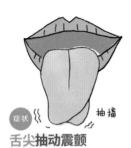

抽搐

症状

舌尖抽动震颤

原因
疲劳、神经障碍

舌头震颤多发于体力下降、神经疲劳时。还有舌头转动不灵活、口齿含糊不清等自觉症状。

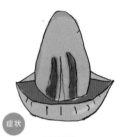

症状

静脉呈黑紫色，扭曲鼓出

原因
血流瘀滞

舌头背面的静脉发黑变色，高高鼓起，呈扭曲状，这是血流不畅的表现。有时，嘴唇与脸色也会发暗。

疾病 / 01

症状

舌头表面出现
大量裂沟

病名 **裂沟舌**

舌头表面出现大量裂沟，随着年龄增长，裂沟逐渐加深。沟内或底部存在不卫生的情况，还有可能引发炎症。

疾病 / 02

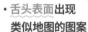

症状

· **舌头表面出现**
  类似地图的图案
· **图案每天变化**

病名 **地图舌**

开始舌头表面会局部出现圆形、椭圆形的斑块，扩大后形成类似地图的图案。原因是疲劳或维生素、矿物质摄入不足。

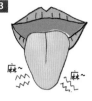

疾病 / 03

症状

舌尖或舌头边缘
发麻、疼痛

病名 **舌痛症**

外观无异常，但有痛感和发麻感。特点是进食中不容易感到疼痛，一般认为是心理疲劳所致。

疾病 / 04

症状

舌头表面鲜红，
光滑反光

病名 **贫血**

舌头表面的突起（舌乳头）因贫血而萎缩，舌头鲜红光滑。能保护皮肤与黏膜的维生素B_2摄入不足也可能引发这一症状。

疾病 / 05

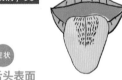

症状

舌头表面
长出黑色毛状物

病名 **黑毛舌**

丝状的舌乳头肿大，外观看起来好像长毛一样。当污垢积聚或感染念珠菌时，就会变成黑色。

疾病 / 06

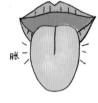

症状

舌头肿大，
口腔
无法容纳

病名 **甲状腺功能**
减退

甲状腺功能减退后，新陈代谢变慢，水分容易积聚在体内，在脚部、面部、舌头等身体各部位引发水肿。

疾病 / 07

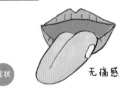

症状

舌头边缘长出白色斑点，
无痛感

病名 **舌白斑**

这是一种会长出白斑的皮肤病。严重时舌会变得好像一块白板。吸烟、假牙摩擦等刺激导致发病。

疾病 / 08

症状

舌根长出
红色小疙瘩

病名 **舌扁桃体炎**

因舌根处的舌扁桃体发炎扩散，引发舌扁桃体炎。一般认为是感染细菌溶链菌引发的溶链菌感染症所致。

疾病 / 09

症状

舌头边缘出现包块，
持续 2 周以上不消失

病名 **舌癌**

乍看与口腔溃疡无异，可如果长出的硬块超过2周都不消失就要特别注意，多发于舌前侧、两侧与舌底。

疾病 / 10

症状 **①** 长出红肿的水疱

症状 **②** 长出边缘不清晰的白色溃疡

时间 | 7~10天

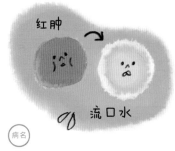

红肿 流口水

病名

卡 他 性 口 炎

"卡他"是指黏膜发炎后分泌大量黏液的状态。发生炎症的部位会长出水疱，水疱破裂形成边界清晰的溃疡。唾液大量分泌，口气变得刺鼻。

✐ 原因

戴假牙或牙齿矫正器具，吃下过烫、过辣食物形成的刺激造成黏膜受损，细菌在创口繁殖。不小心咬破黏膜也会引发。另外，吸烟与营养不良也是致病原因。

疾病 / 11

症状 长出圆形或椭圆形边界清晰的溃疡

时间 | 1~2周

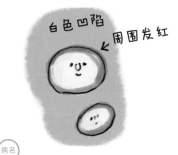

白色凹陷 周围发红

病名

复 发 性 阿 弗 他 性
口 腔 炎

"阿弗他"是指口腔黏膜长出的白色溃疡，这是最常见的口腔溃疡。特点是周围红肿，中央为白色凹陷的圆形溃疡面。面颊内侧、舌头、嘴唇内侧等口腔各部位均有发生，还会同时长出多处溃疡。

✐ 原因

肠胃虚弱、睡眠不足、身心疲劳等造成免疫力低下所致。女性还会受到经期前以及孕期的激素失调的影响，出现此种口腔溃疡。

口腔溃疡的
发病部位

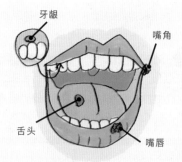

牙龈 嘴角 舌头 嘴唇

口腔溃疡是口腔内及周边的黏膜发生炎症的总称。发病部位不同，溃疡的种类也各不相同。

嘴角

症状 **①** 嘴唇两端（嘴角）红肿溃烂

症状 **②** 容易开裂，张嘴就痛

病名 念珠菌性口炎

习惯用舌头舔嘴唇的人嘴角时常湿润。皮肤存在卫生问题时，念珠菌容易大量滋生。

症状 1 **长出米粒大小、形状歪斜的溃疡**

症状 2 **红肿溃烂（糜烂）**

时间 ‖ 1~10天

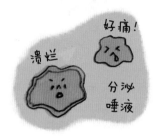

病名

疱 疹 性 口 炎

疱疹病毒感染皮肤与黏膜所致。口中会快速长出一小片小水疱。这些水疱破裂后就会形成溃疡。特点是溃疡面形状不规则，多为米粒大小。

原因

除了直接接触感染，还会通过餐具、毛巾等传染。发病时，已经感染2~12天，病毒已大量繁殖。

症状 1 **最初舌头与口腔中的黏膜上长出白斑**

症状 2 **斑点逐渐扩大，粘连在一起**

时间 ‖ 7天以上

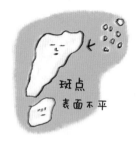

病名

念 珠 菌 性 口 炎

因念珠菌的异常增多而发病。几乎无痛，面颊内侧与舌头上会长出白色斑点。之后会形成类似白色斑片的物质，斑片剥落后红肿、溃烂，造成发麻与疼痛。

原因

念珠菌是口腔中普遍存在的细菌，发病多与外部感染无关。通常在孕期以及免疫力低下时易发病。

口

口腔溃疡

嘴唇

症状 1 **嘴唇红肿，发炎溃烂**

症状 2 **患处容易开裂出血**

病名 过敏性口炎

嘴唇处的皮炎多为过敏性炎症。嘴唇皮肤对过敏原（引发过敏反应的物质）产生反应，出现干燥、皴裂、起皮的情况。

舌头

症状 **容易发在舌尖或舌头侧面**

病名 卡他性、阿弗他性、疱疹性、念珠菌性等

相较于其他部位，舌头在进食与说话时容易受到各种刺激，舌尖及舌头侧面更容易发炎和感染。

牙龈

症状 1 **突然长出圆形或椭圆形的白色溃疡**

症状 2 **牙龈肿胀，长出水疱**

病名 阿弗他性、疱疹性等

牙龈根部也会长口腔溃疡。大多为阿弗他性与疱疹性口炎。有时刷牙刺激牙龈造成损伤也会诱发溃疡。

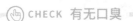
CHECK 有无口臭

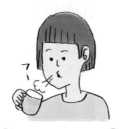

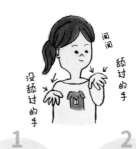
闻闻
舔过的手
没舔过的手

1 向杯中吐气，盖上盖子后深呼吸。 ▶ **2** 鼻子探入杯中，确认气味。

1 舔一侧手背，等待30秒。 ▶ **2** 分别嗅闻两侧手背，对比气味。

向杯中吐气后立刻盖上盖子，深呼吸。唤醒嗅觉后，才能客观地感知气味。

舔过的手干燥后，引发口臭的气味物质会残留。嗅闻没有唾液的手背，可对比气味。

疾病 / 14

 症状

有类似腐烂干酪的刺鼻气味

病名 **龋 齿**

龋齿后牙齿缺失或出现蛀洞，食物残渣卡在其中。残渣腐烂后，会产生刺鼻的臭味。龋齿加重侵蚀到牙神经后，会散发更刺鼻的气味。

疾病 / 15

 症状

口气腥臭，气味类似腐烂的洋葱

病名 **牙周炎**

牙周炎是细菌引发牙龈发炎。产生牙周炎细菌的成分（甲硫醇）会散发出类似腐烂洋葱的气味。症状加剧后，会形成深深的牙周袋，散发出更强烈的异味。

疾病 / 16

 症状

口气酸臭，气味好像烂苹果

病名 **糖 尿 病**

糖尿病恶化后，体内胰岛素分泌不足，引发口臭。特点是气味类似于烂苹果或卸甲水。有些减肥或限制糖类摄入的人也会出现这种情况。

健康状态下也会有口臭

唾液分泌减少会加重口臭

舌头表面残留一些食物的残渣后，细菌繁殖形成舌苔。唾液分泌减少后，细菌与食物残渣不再被唾液带走，舌苔增加，口气就会加重。

早晨起床时
睡眠中唾液分泌减少，细菌更容易滋生。若还有食物残渣，细菌更会大量增殖。

空腹时
一段时间不进食后，唾液分泌减少，舌苔散发的气味加重。

进餐后
吃过大蒜、韭菜等含有气味成分（大蒜素）的食物后，这些成分会随肺部呼气释放。

紧张时
紧张时交感神经亢奋，唾液分泌量减少，出现口干舌燥的情况，引发口臭。

饮酒后
未在体内得到分解的酒精成为气味成分，随呼气排出。

吸烟后
香烟的焦油附着在口腔与内脏中，尼古丁削弱血液循环，导致唾液分泌减少。

疾病 / 17

症状

类似氨气或尿液的独特臭味

病名 肝 脏 疾 病

肝脏负责分解氨等有害物质。如果肝功能低下，有害物质未能得到分解，会随血液流经全身。有害物质的气味则会通过肺部随呼气排出。

疾病 / 18

症状

类似鱼肉腐烂的生物腐败臭味

病名 呼 吸 器 官 疾 病

当呼吸器官出现疾病，患处散发的恶臭也会随着呼气排出。出现肺、支气管等下呼吸道病变时，口气会出现类似肉类腐败的气味。而鼻窦炎、扁桃体炎等上呼吸道疾病则会让口气出现腐烂鱼肉的气味。

鼻窦炎 ▶ P62　扁桃体炎 ▶ P83

疾病 / 19

症状

大便、屁等排泄物的臭味

病名 消 化 器 官 疾 病

消化器官状态不佳，身体中积聚的排泄物腐败，肠道内产生有毒、有害物质。这些有毒物质经血液进入肺部，气味随着呼气排出。如果患有十二指肠炎等消化系统相关的疾病需要特别注意。

疾病 / 20

症状
① 牙齿表面**不光滑**

症状
② **牙齿缺损或有黑斑**

发展阶段 | ★☆☆☆

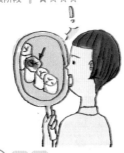

病名 **龋齿**（C1·轻度）

牙釉质

牙齿最外层的牙釉质受到侵蚀，出现蛀洞。

治疗
最小限度地磨去蛀牙部分，再用白色树脂堵住蛀洞。

▶▶▶

症状
① **遇到冷、热、甜的食物，牙齿酸痛**

症状
② **时不时地牙疼**

发展阶段 | ★★☆☆

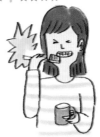

病名 **龋齿**（C2·中度）

牙本质

龋齿深入到牙釉质下面的牙本质。

治疗
麻醉后磨去蛀掉的牙齿，做倒模后按照形状填充金属或树脂。

▶▶▶

🖐 CHECK

龋齿的发病部位

食物残渣容易残留的角落是容易形成龋齿的部位。口腔中的细菌以食物残渣中的糖分为食物。当细菌吸收糖分时，会分泌酸性物质。这些酸性物质慢慢侵蚀牙齿，最终形成龋齿。

门牙旁边的牙齿
位于门牙旁边的牙齿，刷牙很难刷到内侧，尤其要多留意牙根部位。

门牙之间
虽然食物残渣很少残留在此，但饮用甜味饮料时液体会附着在上面，龋齿细菌容易滋生。

牙齿与补牙材料之间
牙齿与补牙材料间会形成细微的缝隙，容易滋生细菌。

臼齿之间
牙与牙的接触面是龋齿的高发部位。这里缝隙狭窄，牙刷也不容易刷到。

臼齿的咬合面
上下两颗臼齿的咬合面形状复杂，有大量沟壑，污垢容易在此残留。

臼齿与面颊内侧之间
臼齿与面颊内侧之间有一条深沟，食物残渣容易积聚。臼齿与面颊内侧的接触面很容易藏污纳垢。

症状 尤其在夜间，钻入被窝**身体暖和**后，**疼痛加剧，夜不能寐**

发展阶段 ┃ ★★★☆

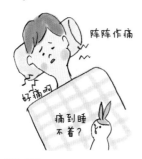

阵阵作痛

好痛啊

痛到睡不着？

病名 **龋 齿**（C3·重度）

神经

龋齿侵蚀到牙神经附近，引发剧烈疼痛。

治疗

麻醉后深深钻开牙齿，去除神经。再用金属或陶瓷等材质做成牙冠套在残留的牙齿上。

▶▶▶

 症状 **疼痛缓解，但牙齿松动，摇摇欲坠**

发展阶段 ┃ ★★★★

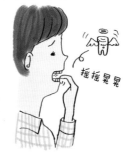

摇摇晃晃

病名 **龋 齿**（C4·最重度）

神经已坏死的状态。放任不管牙根会化脓并引发剧痛。

治疗

麻醉后拔牙，或彻底清除坏死的神经，然后打入基牙，再用金属或陶瓷材质等做成牙冠套在基牙上。

牙痛

疾病 / 21

 症状1 按压**最内侧**的大牙有疼痛感，周围牙龈肿胀

症状2 **1~2 周**后疼痛缓解，但症状会反复发作

发展阶段 ┃ ★★★

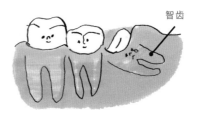

智齿

病名 **智 齿 冠 周 炎**

当智齿横着或斜着生长时，会引发周围牙龈发炎，这就是智齿冠周炎。发病时牙龈肿胀，轻按臼齿周围有钝痛感。其特点是1~2周后疼痛缓解，但身体的免疫力下降时又会复发。

原因

恒牙中最后长出的牙齿被称为智齿，一般在20岁前后长在最内侧。可当智齿生长时口腔中已没有足够的空间，智齿就无法向着正常的方向长出。

数据资料 ————
发病年龄
20岁前后

发病率
—

就诊科室
口腔科、口腔外科

75

症状 **1** **牙齿接触到** 冷风或牙刷毛 **时，**
牙齿与牙龈之间 酸痛 **难忍**

症状 **2** **痛感一般在** 10秒内 **消失**

发展阶段 | ★★★

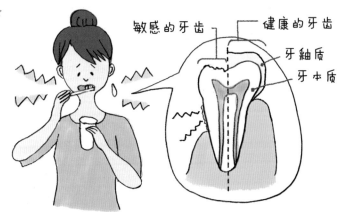

敏感的牙齿　　　　健康的牙齿
牙釉质
牙本质

病名 **牙 齿 敏 感**

牙齿突然酸痛难忍

正式的病名为"牙本质过敏症"。在吃冷的或酸味较强的食物时，会感到牙齿酸痛难耐。相较于龋齿的慢性疼痛，牙齿敏感的酸痛一般会在10秒内消失，有痛感持续时间较短的特点。症状加剧后，刷牙、接触温热食物或被风吹到都会产生酸痛感。

🖊 **原因**

牙齿表面的牙釉质受损，其下面的牙本质暴露在外引发。牙本质暴露有时不会产生疼痛。酸痛程度随身体状况、唾液中钙含量的不同而产生变化。

😊 **小贴士**

出现牙齿敏感时，轻轻叩击牙齿不会有痛感。如果轻叩有痛感，则龋齿的可能性更高。如果放任不管，可能会引发牙髓发炎导致被迫拔牙。

📋 **易混淆的疾病**

与龋齿的区别在于疼痛持续的时间不同。另外，有龋齿时轻叩牙齿会有痛感。受到冷等刺激会有酸痛感是二者共通的症状。

数据资料

🎧 发病年龄
30岁以上

🕐 发病率
3人中1人

🩺 就诊科室
口腔科

👤 **其他症状**

牙龈	牙
牙龈萎缩，能看到牙根（牙本质）。	左右第3、4、5颗牙齿比较容易出现这一症状。

🔑 **关键词**

牙釉质与牙本质

牙釉质包裹在牙齿表面，保护牙神经免受刺激。而牙本质是牙釉质下面的一层结构，受到刺激会有痛感。

_{症状} 牙龈红肿，每次刷牙都会出血

发展阶段 | ★☆☆

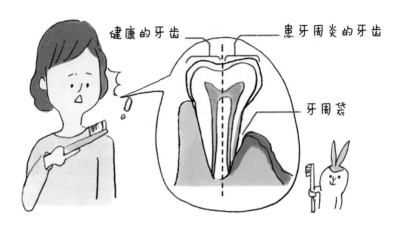

健康的牙齿　　患牙周炎的牙齿

牙周袋

_{病名} 牙 周 炎

细微刺激就会引发牙龈出血

细菌感染引发的牙龈炎症。一般认为，成人中有80%都患有牙周炎。牙周炎容易与龋齿混为一谈，其实牙周炎的细菌与损伤牙齿的龋齿细菌不同，它危害的不是牙齿而是牙龈等支撑牙齿的组织。因此，牙龈会出现红肿，稍稍受到一点刺激就容易出血。

（人）其他症状

牙	牙
牙齿与牙龈之间的空隙（牙周袋）积脓。	症状加剧后牙齿松动，无法咀嚼食物。

（／）原因

附着在牙齿与牙龈边界上的牙菌斑引发牙龈发炎。有时甚至会引发周围骨骼的溶解。一般可通过刷牙预防。牙齿不整齐或咬合不佳也可能是致病原因。

（⑧）小贴士

恶化后会溶解支撑牙齿的骨骼，导致牙齿松动、脱落，这时牙周袋的深度会达到6mm以上。骨骼一旦受损将无法复原。

（⌖）关键词

牙菌斑 又被称为牙垢，是细菌集结而成的团块，呈黄白色附着于牙齿表面。1mg牙垢中含有成千上万的龋齿细菌和牙周炎细菌等有害菌。

（目）易混淆的疾病

牙龈炎的症状与其类似，即发展为牙周炎之前的状态。只有牙龈部位出现炎症，治疗后牙龈能够恢复健康。

数据资料

发病年龄	20岁以上
发病率	5人中4人
就诊科室	口腔科

口

牙痛

症状
① 按压上面内侧2~3颗大牙有痛感

症状
② 上颌骨肿胀，随着脉搏阵阵作痛

发展阶段 | ★★★

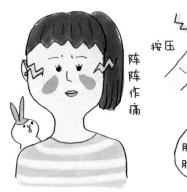
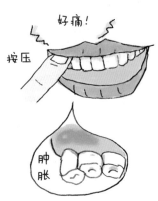

好痛!

阵阵作痛

按压

肿胀

病名 **牙 源 性 上 颌 窦 炎（急 性）**

对龋齿放任不管，细菌侵入上颌窦

对龋齿或牙周炎放任不管，细菌会侵入鼻窦的空洞之一（上颌窦），引发炎症。左右某一侧的臼齿（上侧）发生龋齿后，叩击牙齿有痛感，就需要特别警惕。其他症状还有牙龈红肿、鼻涕混有脓液、按压面颊的眼下区域有痛感等。

🔵 **其他症状**

头	鼻
病情发展后，上下楼梯时，头部会有扩散性的疼痛。	一侧鼻孔流出混着脓液、气味腥臭的鼻涕。

🔵 **原因**

龋齿、牙周炎恶化为主要原因。臼齿根与上颌窦比较接近的人容易发病，不接近的人也可能因为龋齿的治疗使得细菌侵入上颌窦。

🔵 **小贴士**

鼻窦炎与上颌窦炎发生炎症的部位相同。鼻窦炎为病毒、细菌感染所致，而上颌窦炎则为龋齿、牙周炎细菌感染所致，需对牙齿进行治疗。

🔵 **易混淆的疾病**

鼻窦炎与上颌窦炎同为上颌窦处发炎，症状也十分相似。

数据资料 ———

🔵 发病年龄

🔵 发病率

🔵 就诊科室
口腔科、口腔外科

🔵 **关键词**

上颌窦 上侧臼齿根部上面到眼睛下面的区域中，颅骨内部存在的空洞。左右对称，形状与大小因人而异。

症状 ① 触摸下颌、面颊（眼周）时，如触电般感到疼痛

症状 ② 咀嚼时、洗脸时高发

发展阶段 | ★★☆

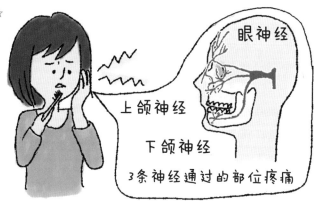

眼神经

上颌神经

下颌神经

3条神经通过的部位疼痛

口

牙痛

病名 三 叉 神 经 痛

如触电般的疼痛感

一侧面颊出现如针扎一般触电式传导的疼痛，这是三叉神经异常所致。通常疼痛会持续数秒至2分钟，之后还会在进食、刷牙、洗脸等用手接触面部时再次引发疼痛。特点是用手触摸患处痛感加剧。

其他症状

面颊	头
症状严重时，面颊剧痛导致无法说话。	触摸头发或后脑勺感到头皮发麻、疼痛。

原因

三叉神经是向整个头部扩散的纤细神经，其交汇处与周围的血管接触。一般认为，血管压迫神经从而向大脑传递了疼痛的信号。也有因病毒感染或脑瘤诱发的情况。

小贴士

特点是不同季节疼痛程度不同。很多人在2月等寒冷季节感到疼痛加剧，早春、入秋等季节更替时的发病也较为常见。

关键词

三叉神经 控制面部感觉的神经。由脑干伸出，向额头、面颊、下颌三个方向伸展。

易混淆的疾病

三叉神经在牙齿中也有分布，不少人会误以为是龋齿而去口腔科就诊。

数据资料

发病年龄
40岁以上

发病率
2万人中1人

就诊科室
外科 神经外科
内科 麻醉科

79

牙齿疾病、症状区分表

龋齿、牙齿敏感、牙周炎会出现类似的症状，区分较为困难。
同一部位的疼痛可能是由完全不同的原因所引发的。

	龋齿 P74~75	牙齿敏感 P76	牙周炎 P77
引发疼痛的外因	冷物、热物、甜食	冷物、热物、甜食、酸味食物	冷物、热物
疼痛部位	龋齿细菌侵蚀出蛀洞的部位疼痛	牙釉质受损，内部组织（牙本质）暴露的部位疼痛	牙龈萎缩，暴露出的牙根疼痛
牙齿的痛感	轻叩牙齿有痛感。有慢性阵痛	平时无痛。接触冷风、刷牙时瞬间酸痛难耐	初期无痛。病情发展后积脓，引发阵阵剧痛
牙齿的颜色	黄色、棕色、黑色（随症状恶化而变色）	黄色、棕色（牙本质暴露的状态）	红色、黑色（红色为牙龈发炎，黑色为炎症加剧）
牙齿暴露的部位	牙釉质受损，牙本质暴露，恶化后牙本质也会受损	牙釉质受损，牙本质暴露	牙龈萎缩，牙根暴露，牙齿看起来变长
口臭的类型	刺鼻的腐败臭味（食物残渣等污垢积聚，牙神经腐烂引发）	—	腥臭（牙周炎致病物质甲硫醇散发出的令人不快的气味）
牙龈症状	—	—	牙龈红肿，刷牙时出血

咽喉
自我检查

咽喉分为将食物、饮料从口腔送入食道的"咽头"与通过口腔将空气送入气管的"喉头"。这一部位出现问题，会引发咽喉肿痛与咳嗽等症状。

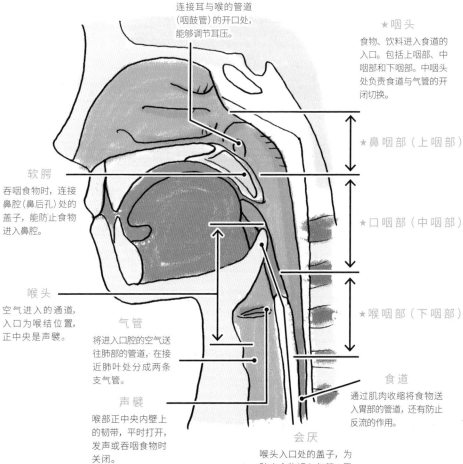

咽鼓管咽口
连接耳与喉的管道（咽鼓管）的开口处，能够调节耳压。

★咽头
食物、饮料进入食道的入口。包括上咽部、中咽部和下咽部。中咽头处负责食道与气管的开闭切换。

★鼻咽部（上咽部）

软腭
吞咽食物时，连接鼻腔（鼻后孔）处的盖子，能防止食物进入鼻腔。

★口咽部（中咽部）

★喉咽部（下咽部）

喉头
空气进入的通道，入口为喉结位置，正中央是声襞。

气管
将进入口腔的空气送往肺部的管道，在接近肺叶处分成两条支气管。

声襞
喉部正中央内壁上的韧带，平时打开，发声或吞咽食物时关闭。

会厌
喉头入口处的盖子，为防止食物误入气管，吞咽时将气管封闭。

食道
通过肌肉收缩将食物送入胃部的管道，还有防止反流的作用。

咽喉疾病、症状的区分表

	咽喉疼痛	咽喉干渴	咽喉异物感	声音嘶哑	咳嗽
反流性食管炎	炎症引发不适、刺痛	—	干咳时感到有异物堵住喉咙	胃酸反流造成声音嘶哑	持续出现不带痰的干咳
食管癌、咽喉癌	咽喉出现尖锐痛感（早期症状）	—	有固体物（食物）堵住喉咙的闭塞感	食道附近神经受损，声音嘶哑	尤其在进食时容易被呛到而咳嗽
声带息肉、声带小结	进食吞咽时有尖锐痛感	—	感到喉咙深处被异物堵住	声音含糊不清，说话好像漏气了一样	—
支气管炎	过度咳嗽造成疼痛加剧，如针扎般的痛感	—	感到有团东西在咽喉处活动，感觉怪异	声音混入杂音，变得沙哑	咳嗽声沉闷，带着痰声
急性扁桃体炎	进食、吞咽唾液时出现撕裂般的剧烈疼痛	—	感到有团东西在咽喉处活动，感觉怪异	—	—
慢性扁桃体炎	有慢性疼痛	持续干渴，总想喝水	感到有团东西在咽喉处活动，感觉怪异	—	—
急性咽炎	吞咽唾液时，有刀割般的尖锐痛感	持续干渴，总想喝水	—	—	咳嗽声沉闷，带着痰声
慢性咽炎	进食、喝水、吞咽唾液时隐隐作痛	持续干渴，总想喝水	感到有团东西在咽喉处活动，感觉怪异	—	出现类似被呛到的轻度咳嗽

疾病 / 01 反流性食管炎

胃酸从胃部向食道反流，引发食道黏膜溃烂。这是防止反流的食道下部肌肉功能丧失或胃酸过多所致。特点是起床时感到胃灼热，或口中一直发酸，感觉不适。

数据资料 ——————
发病年龄
全年龄

就诊科室
内科 消化内科

疾病 / 02 食管癌、咽喉癌

咽喉（咽头）、食道等消化道上长出恶性肿瘤。不论是食管癌还是咽喉癌，都会在进食热的食物时出现尖锐刺痛和喉咙异物感等早期症状。致病原因有吸烟、饮酒等。

数据资料 ——————
发病年龄
40岁以上

就诊科室
外科 消化外科

疾病 / 03 声带息肉、声带小结

声带息肉是短时间发出较大声音造成声带黏膜充血所致。而声带小结多发于日常大量用嗓的人群，左右声带形成类似老茧的组织。

数据资料 ——————
发病年龄
全年龄

就诊科室
耳鼻喉科

疾病 / 04 支气管炎

细菌、病毒感染咽喉、鼻子和支气管的黏膜引发炎症所致。有急性和慢性之分，感冒后气管发炎多为急性，持续出现带痰的咳嗽则为慢性。特点是冬季高发。

数据资料 ——————
发病年龄
全年龄

就诊科室
内科 呼吸内科

喉

疼痛、肿大、咳嗽

疾病 / 05 急性扁桃体炎

扁桃体是具有免疫功能的组织，负责排除来自外部的异物。扁桃体感染细菌后会诱发炎症。咽喉疼痛会伴有38℃以上的发热和恶寒等症状。

数据资料 ——————
发病年龄
幼儿期至40岁

就诊科室
耳鼻喉科

疾病 / 06 慢性扁桃体炎

一年中反复罹患急性扁桃体炎3~4次的状态。扁桃体本身的症状较轻，但可能会引发咽喉以外的皮肤、肾脏、关节等器官的障碍。有时还会出现手掌与脚底的皮肤发红、反复脱皮等症状。

数据资料 ——————
发病年龄
全年龄

就诊科室
耳鼻喉科

疾病 / 07 急性咽炎

细菌感染引发的咽头炎症。除了剧烈的咽喉疼痛外，还伴有头痛与发热。与慢性咽炎的区别是痊愈所需的时间。急性咽炎大多1~2周即可痊愈。

数据资料 ——————
发病年龄
全年龄

就诊科室
耳鼻喉科

疾病 / 08 慢性咽炎

咽喉（咽头）的黏膜或淋巴组织出现慢性炎症。除了感染病毒或细菌，吸烟与空气污染也会致病。除了咽喉的症状，还会出现耳朵闭塞和头痛等症状。症状持续时间较长。

数据资料 ——————
发病年龄
全年龄

就诊科室
耳鼻喉科

症状
① 颈部出现倒三角型肿胀，变硬

症状
② 脖子变粗

发展阶段 ┃ ★★☆

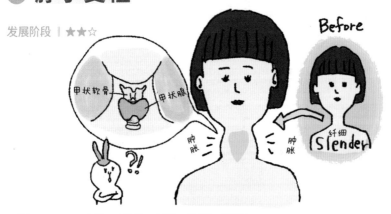

病名 **桥本甲状腺炎、巴塞杜氏病**

免疫系统出现障碍攻击自己

甲状软骨（喉结处）下面的器官甲状腺发炎导致。炎症使得甲状腺功能减退，激素分泌不足而出现桥本甲状腺炎，相反，功能亢进则为巴塞杜氏病。两者都会引发脖子肿大，但除此以外的症状完全相反。

其他症状

桥本甲状腺炎

常常发呆，无法集中注意力，难以开动脑筋，口齿不清。

巴塞杜氏病

心悸，常感到焦虑和兴奋。

原因

病因不明，身体的免疫系统出现障碍，攻击自身甲状腺。两种疾病受到攻击的甲状腺部位不同。一般认为遗传因素也与发病有关。

小贴士

一般甲状腺方面的疾病更高发于女性。超过九成的桥本甲状腺炎患者和八成的巴塞杜氏病患者均为女性。前者年龄主要为25~50岁，后者主要为20~40岁。

关键词

甲状腺 甲状软骨（喉结处）下位于颈部前侧的器官，形似蝴蝶展翅。能分泌与新陈代谢相关的激素。

易混淆的疾病

患上桥本甲状腺炎后会出现无精打采、情绪低落等症状，容易被误认为抑郁症等精神性疾病。

数据资料
- 发病年龄
  桥本甲状腺炎：25~50岁
  巴塞杜氏病：20~40岁
- 发病率
  桥本甲状腺炎：40岁以上10%
  巴塞杜氏病：200人中1人
- 就诊科室
  内科 内分泌科

症状 ① **早晨起床时**感到疲劳、头痛，咽喉干渴

症状 ② **半夜**频繁苏醒

发展阶段 | ★★☆

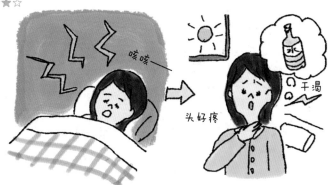

咳咳
头好疼
干渴

病名 **睡 眠 呼 吸 暂 停 综 合 征**

全身无力且疲劳，早晨完全起不来

"呼吸暂停"是指呼吸停止超过10秒。这种情况在睡眠中1小时出现超过5次，就是睡眠呼吸暂停综合征。其特点是睡眠时出现喘不过气的打鼾。自觉症状有打鼾致使起床后口干舌燥，因持续缺氧夜间多次苏醒，起床后仍有疲劳感等。

✎ **原因**

淋巴结集中的扁桃体变大，也就是说所谓的"扁桃腺肥大"为主要原因。另外，咽喉周边脂肪囤积后气管会变窄，故肥胖也会提高发病风险。同时，饮酒与年龄增长也是致病原因。

💊 **小贴士**

刺激呼吸器官以防止相关症状的激素 (孕激素) 会随绝经而逐渐减少分泌。因此，女性在绝经后该病的发病率是绝经前的3倍。

📋 **易混淆的疾病**

因在夜间多次苏醒，睡眠质量下降，容易被误认为是精神压力引发的失眠。

数据资料

🎧 发病年龄
40~70岁

🕐 发病率
成年男性中3%~7%
成年女性中2%~5%

🩺 就诊科室
耳鼻喉科

ℹ️ **其他症状**

头	其他
打鼾增多后，早晨起床时容易诱发头痛。	在不知不觉间对身体施加极大负担，故大量出汗。

🔍 **关键词**

失眠症 出现不易入睡、频繁苏醒等睡眠障碍。

症状 ① 咳嗽时从肺部发力而非喉咙，且有回音，持续超过2周

症状 ② 咳出带血丝的痰

发展阶段 | ★★☆

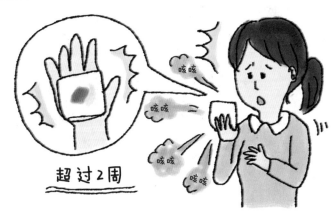

超过2周

病名 肺 结 核

结核菌破坏肺部组织

结核菌进入人体引发的传染病。在肺部引起炎症。早期症状为长时间咳嗽、有痰、持续低热、全身无力等。特点是轻症较多，病情在不知不觉间不断发展。恶化后肺部组织受到破坏，会出现吐血和呼吸困难等症状。

其他症状

胸	其他
症状恶化后，胸口感到疼痛。	咳嗽伴有低热，持续超过2周，全身无力。

原因

结核菌携带者咳嗽或打喷嚏时，飞散出唾沫中的结核菌被健康人吸入体内引发感染。结核菌在感染者体内增殖。空气中的结核菌长期暴露在紫外线下可被杀灭。

小贴士

这种疾病一度被认为是"不治之症"。如今，早期发现的肺结核几乎都能完全治愈。

关键词

结核菌　会在淋巴、肾脏、骨骼等全身增殖。因免疫功能会消灭结核菌，一般感染者10人中只有1人会出现症状。

易混淆的疾病

因咳嗽和发热等早期症状类似，常被误认为是感冒。直到病情恶化才会察觉。

数据资料

发病年龄
全年龄

发病率
13.9%（发病率）

就诊科室
内科 呼吸内科

耳部
自我检查

近年来，发病有所增加的耳部疾病是"突发性耳聋"。不少读者可能都对以歌手为代表的公众人物出现突发性耳聋的新闻有印象。耳聋在年轻人群中也有较高的发病率。

外耳
耳朵的最外侧，分耳轮与外耳廓，将空气振动即声音传导至内部。

中耳
充满空气的空洞，分鼓室与咽鼓管，负责调整让声音更好地振动传导。

内耳
分负责听觉的耳蜗、负责平衡感的半规管与前庭三部分。

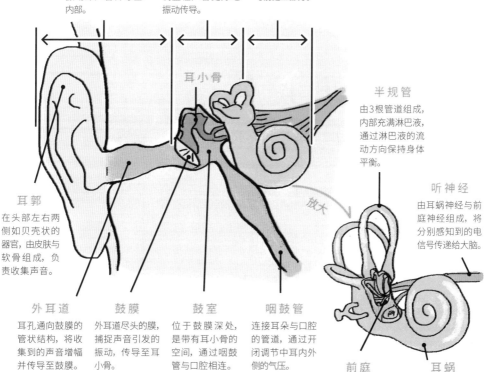

耳小骨

半规管
由3根管道组成，内部充满淋巴液，通过淋巴液的流动方向保持身体平衡。

耳郭
在头部左右两侧如贝壳状的器官，由皮肤与软骨组成，负责收集声音。

放大

听神经
由耳蜗神经与前庭神经组成，将分别感知到的电信号传递给大脑。

外耳道
耳孔通向鼓膜的管状结构，将收集到的声音增幅并传导至鼓膜。

鼓膜
外耳道尽头的膜，捕捉声音引发的振动，传导至耳小骨。

鼓室
位于鼓膜深处，是带有耳小骨的空间，通过咽鼓管与口腔相连。

咽鼓管
连接耳朵与口腔的管道，通过开闭调节中耳内外侧的气压。

前庭
半规管根部的袋状组织，感知头与身体的转向，并传递给大脑。

耳蜗
形似蜗牛、呈螺旋状的软骨，将声音的振动转变为电信号，传递至听神经。

疾病 / 01

症状 **感冒**数日后的早晨，突然感到
耳朵被堵住，并伴有**针扎般的疼痛**

发展阶段 | ★★☆

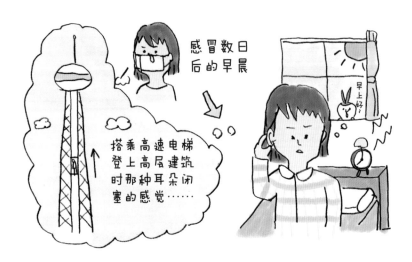

感冒数日后的早晨

搭乘高速电梯登上高层建筑时那种耳朵闭塞的感觉……

早上好！

病名 **急 性 中 耳 炎**

感冒病毒或细菌感染耳部

常在感冒后发病，会有类似搭乘高速电梯时耳朵闭塞的感觉或刺痛感。痛感剧烈，成人也难以忍受。发病不久后，耳朵会流出脓液，流脓后疼痛有所缓解。

🖊 **原因**

病毒、细菌通过鼻腔或咽喉感染中耳所致。积脓压迫鼓膜是疼痛的原因。脓液增多，鼓膜不堪重负破裂后疼痛就会缓解。

📋 **易混淆的疾病**

因出现听不清楚、耳朵深处疼痛等症状，常被误认为是突发性耳聋。

数据资料

🎧 发病年龄
小儿开始

🕐 发病率
—

🩺 就诊科室
耳鼻喉科

💊 **小贴士**

中耳炎多发于儿童，成人患中耳炎，往往比儿童更容易出现重症。其原因一般认为是成人耳内蓄脓的速度比儿童更快。

🎤 **其他症状**

鼻、咽喉	头
出现流鼻涕、咽喉痛等类似感冒的症状。	转慢性后会引起发热、头重脚轻式的头晕等症状。

🔑 **关键词**

鼓膜 外耳与中耳分界处的薄膜。有时会因掏耳朵受伤，或因气压变化导致鼓膜破裂，一般7~10天即可愈合。

疾病 / 02

症状 ① **游泳后，一侧耳朵
忽然听不清楚**

症状 ② **几乎没有疼痛**

发展阶段 | ★★★

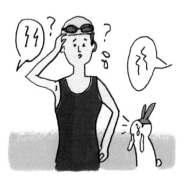

病名

耵 聍 栓 塞

耳垢堵住，听不到声音

洗澡或游泳后，耳内进水，耳垢
胀开，堵住耳孔入口到鼓膜之间
的通道(外耳道)，引发症状。感
觉好像戴上了耳塞，听不清楚。
不过一旦耳孔出现一点缝隙就能
听清，是不容易自我察觉的疾病，
也没有痛感。

✏️ 原因

耳孔到鼓膜之间的外耳道被耳垢
堵住所致。过度掏耳朵造成外耳
道的黏膜受损，细菌侵入引发炎
症也会造成这一疾病。

数据资料

🎧 发病年龄 **全年龄**

🕐 发病率 **—**

🩺 就诊科室 **耳鼻喉科**

疾病 / 03

症状 ① **身体明明静坐，却看到
眼前的事物突然开始
旋转，头晕目眩**

症状 ② **一侧耳朵出现耳鸣**

发展阶段 | ★★☆

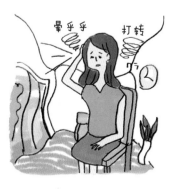

病名

梅 尼 埃 病

突然头晕，陷入惊恐状态

这是伴有眩晕的耳部疾病。明明
身体没有动，眼前的景物却突然
开始打转，出现无法站稳的情况。
在眩晕的同时，一侧耳朵出现耳鸣
或耳聋，有时会感到耳朵有闭塞
感。因发病突然，有的人会陷入
惊恐状态。

✏️ 原因

淋巴液过量分泌，使传导声音的
器官耳蜗和负责平衡感的半规管
因淋巴液积聚而肿胀。淋巴液增
多的病理尚不明。

数据资料

🎧 发病年龄 **30~50岁**

🕐 发病率 **2000人中1人**

🩺 就诊科室 **耳鼻喉科**

耳

传音性耳聋／感音性耳聋

89

症状 早晨上班时接电话，发现对方的声音模糊，听不清楚

发展阶段 ┃ ★★☆

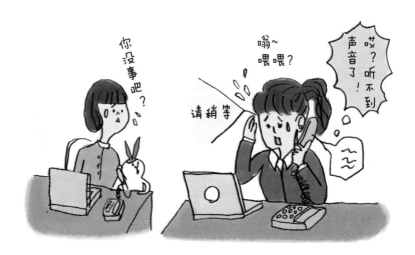

病名 突发性耳聋

一侧耳朵突然无法听清

突然一侧耳朵听不见的疾病。平时人们通过左右耳同时听声音，很难察觉耳聋的情况。通常表现为"早晨上班接电话，才发现听不见了"。这是一种感音性耳聋，为内耳或蜗后等传导声音的器官出现问题所致。

其他症状

胃	头
严重时，耳聋时会出现恶心、呕吐等症状。	出现感觉天旋地转的旋转性眩晕。

原因

原因不明。可能是感染某种病毒、内耳血流不畅、身心疲劳或不规律的饮食所致，致病因素多种多样。

小贴士

复发的可能性较低，但发病超过1个月未得到治疗就很难治愈。后遗症有耳鸣、头晕，也可能导致轻度耳聋。

关键词

听神经肿瘤 听神经是由大脑延伸出的神经之一。听神经附近出现肿瘤，肿瘤压迫听神经，引发听力下降。

易混淆的疾病

听神经肿瘤与突发性耳聋一样，会出现"突然有一天听力下降"的症状，容易混淆。

数据资料

发病年龄
40~70岁

发病率
3000人中1人

就诊科室
耳鼻喉科

症状 **1** **音乐会或演唱会时听到**
较大的声响后感到耳朵被闷住

症状 **2** **耳中传来"嘀嘀"或"哔哔"作响的耳鸣**

发展阶段 | ★★★

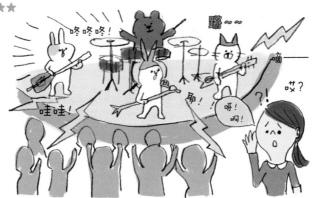

病名 **噪 声 性 耳 聋**

声音过大导致听力细胞损伤

在演唱会现场，持续听巨大的声响后引发的耳聋。早期症状为耳朵有闭塞感，自己的声音听起来好像在耳中回响。随后会出现耳鸣或特定的音高听不清的耳聋症状。这些都是暂时症状，大多可以自愈，但也有慢性化与留下后遗症的情况。

原因

负责听觉的器官耳蜗受巨大声响冲击而受损，耳蜗内的耳毛细胞损伤所致。一般认为，可导致耳蜗受冲击的音量是在耳边打枪产生的音量（约130分贝）。

小贴士

除了短时间的超大音量，每天戴耳机持续用较大音量听，也会一点一点地伤害耳毛细胞，引发噪声性耳聋。

易混淆的疾病

与在工地现场工作或长期（以年为单位）听较大声音引发的噪声性耳聋不同。

数据资料 ——
发病年龄
全年龄

发病率
—

就诊科室
耳鼻喉科

其他症状

耳

耳堵、耳鸣为暂时症状，在数日内可自愈。

耳

不会出现耳痛、眩晕。

关键词

耳毛细胞

耳蜗内感知声音的细胞，负责将传入耳朵的声音刺激转变为电信号，传递给大脑。

耳

感音性耳聋

症状 耳边突然响起坐高铁进隧道时会听到的那种<u>低沉的轰鸣声</u>

发展阶段 ┃ ★★☆

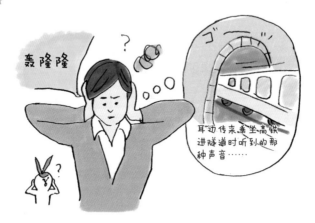

轰隆隆

耳边传来乘坐高铁进隧道时听到的那种声音……

病名 感音神经性耳聋

淋巴管像吹气球一样肿大

这是在20~50岁女性中高发的疾病。症状突然出现，耳鸣响起，声音类似高铁进入隧道时听到的低沉轰鸣。这是淋巴液过量分泌，使负责听觉的感官器官耳蜗的淋巴管如吹气球一般肿大引发的。有时还会出现低音无法听清的情况。

其他症状

耳 感觉耳朵好像进水被闷住了。

耳 通常只有一侧耳朵出现症状。

原因

耳蜗出现过量淋巴液的原因尚不明。大多因睡眠不足、身心疲劳加剧引发。另外，该病得到治愈后，症状复发也较为常见。

小贴士

感音神经性聋相较于突发性耳聋症状较轻。如果出现"耳朵明显听不清"的情况，往往是突发性耳聋。

关键词

耳蜗 其中充满淋巴液，受到外部振动，将淋巴液的晃动转化为电信号，大脑就会识别为"听到了声音"。

易混淆的疾病

因"突然感觉耳朵被堵住，听不清"的共同点，常被误诊为是突发性耳聋。

突发性耳聋 ▶ P90

数据资料

发病年龄
20~50岁

发病率
—

就诊科室
耳鼻喉科

肩部
自我检查

你是不是想当然地将肩部疼痛当作普通的"肩酸"？
其实，这也许不是肌肉紧张造成的肌肉酸痛，
而是肩关节发炎或骨骼歪斜压迫神经所致。

斜方肌
大面积覆盖背部表面的肌肉。为了支撑肩部与手臂的活动，很容易僵硬，由此导致肩膀酸痛。

肩胛提肌
连接颈部与肩胛骨的肌肉，与斜方肌一起抬升肩胛骨。落枕时容易疼痛。

菱形肌
位于斜方肌的内侧，呈菱形的肌肉，能帮助收紧肩胛骨。此处肌肉力量衰弱容易引起驼背。

三角肌
包裹肩头的肌肉。除了能保护肩关节，还用于侧展手臂时的抬手动作。

背阔肌
人体中最大块的肌肉，左右各一块，呈倒三角形。进行肩关节回转或伸展时会大幅活动。

表层　深层

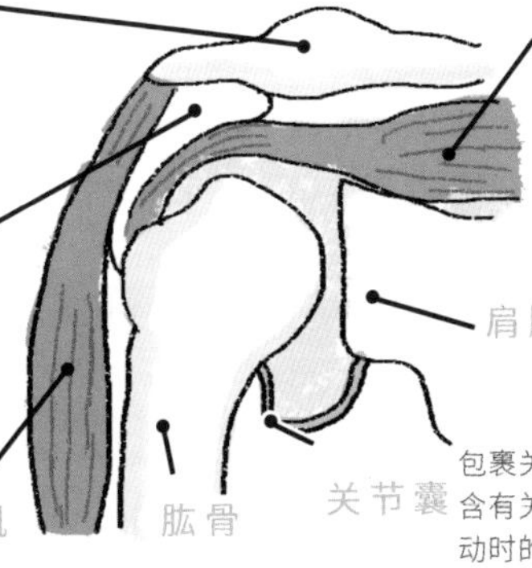

锁骨
连接胸骨与肩胛骨的骨骼。用于做出各种动作，如拥抱等。

冈上肌
用于转动、伸展、稳定肩关节的肌肉。上臂外旋有痛感是该处肌肉异常的表现。

滑液囊
其中所含的滑液能让关节活动流畅。当滑液囊或肱骨的关节发炎，就会引发肩周炎。

背部左右各有一大块的三角形骨骼，连接手臂与躯干。上半身的各种姿势均与肩胛骨有关。

肩胛骨

三角肌　　**肱骨**　　**关节囊**
包裹关节的囊状膜，其中含有关节液，用于关节活动时的缓冲。

93

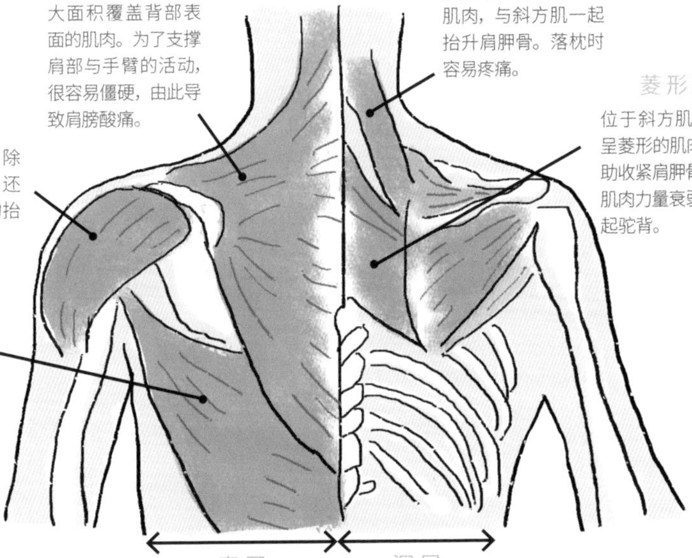

疾病 / 01

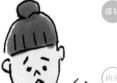

(症状) **颈部**到**肩部**仿佛被**浇筑了水泥一样**僵硬,还伴有疼痛

(病名) **颈 部 肌 肉 劳 损**

就是人们常说的"肩膀酸痛"。肩部与颈部在日常生活中支撑沉重的头部与手臂,一直处于紧张状态。在此基础上,不良体态会影响血液循环,导致肌肉疼痛和僵硬。

数据资料

🎧 发病年龄 全年龄

🕐 发病率 常见的女性自觉症状

🩺 就诊科室 骨科

 除了肌肉劳损,你还有以下症状吗?

+

症状 ① **肩膀疼痛,无法抬起放下手臂**

症状 ② 肩部保持静止**仍有痛感**

 原因

关节受损

肩部是肌肉与筋腱相连接的部位。受外伤或体态不佳,会引发连接部位(关节)的炎症与损伤,从而造成疼痛与手臂活动受限。

(疾病) 肩周炎 ▶P96

(疾病) 类风湿关节炎 ▶P97

+

症状 ① **手与手臂**发麻

症状 ② **触摸物体时,感觉不到**触感与温度

 原因

神经受损

贯穿颈椎的神经主导手部的感觉与运动。颈椎变形后,神经受到压迫,导致发麻与麻痹的症状。

(疾病) 颈椎间盘突出 ▶P98

(疾病) 颈椎生理曲度变直 ▶P98

+

症状 ① **牙齿、下颌也有痛感**

症状 ② 头痛

 原因

颞下颌关节、牙周的疾病

当颞下颌关节或咬合错位时,会引发面部肌肉力量的失衡。体态会相应地出现歪斜,以弥补这种失衡,从而使部分肌肉紧张、劳损。

(疾病) 牙周炎 ▶P77

(疾病) 颞下颌关节紊乱症 ▶P12

+

症状 ① **按摩也**无法缓解**肩膀酸痛**

症状 ② **肩膀酸痛随时间推移**加重

 原因

内脏疾病

有时内脏的病变也会引发肩膀酸痛(牵涉痛)。这种情况下,不论如何按摩肩部,疼痛都无法得到缓解,只会与日俱增。

(疾病) 牵涉痛 ▶P116

症状 **肩膀沉重、钝痛。手部、手臂发麻**

症状 **肌肉好像紧缩一样，引发僵硬与疼痛**

溜肩

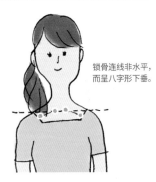

锁骨连线非水平，而呈八字形下垂。

溜肩是手臂重量牵扯双肩下沉的状态。为了支撑双臂，肩部疲劳加剧，致使双肩发沉，双臂也连带出现发麻。

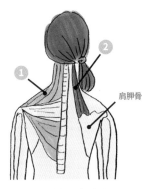

肩胛骨

支撑双臂的肌肉疼痛

肌肉❶力量衰弱后，肌肉不堪双臂重量被拉长。肩胛骨也被双臂带动着向下坠，周边肌肉❷为支撑肩胛骨而出现疼痛。

耸肩

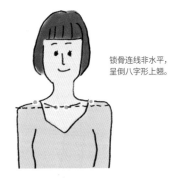

锁骨连线非水平，呈倒八字形上翘。

双肩定型为耸起状，肌肉僵硬。因此，双肩酸痛，僵硬感明显，摸起来硬邦邦的。

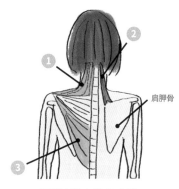

肩胛骨

紧张的肌肉引发疼痛

肌肉❶与周边肌肉❷紧张僵硬。下方肌肉❸力量衰弱使肩膀无法放松下沉，形成耸肩。

🔑 关键词

❶ 斜方肌上部肌纤维
从颈部延伸至背部的肌肉，用于提起肩胛骨与锁骨，一直支撑着沉重的双臂与双肩。

❷ 肩胛提肌
连接脊椎与锁骨的肌肉。用于提起背部上侧的骨骼（肩胛骨）。做出耸肩动作时会用到这一肌肉。

❸ 斜方肌下部肌纤维
斜方肌中，肩头向胸椎方向延展的下部肌纤维。当肩关节或肩胛骨下沉时，这部分肌肉会活动。

肩

肩部疼痛

症状 ① 肩膀作痛，该侧手臂无法抬起

症状 ② 难以穿脱衣服，够不到地铁上的吊环扶手

发展阶段 | ★☆☆

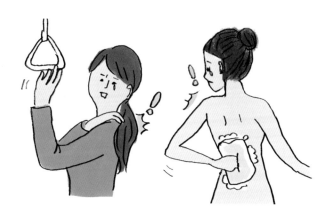

病名 肩 周 炎

手臂活动时剧烈疼痛

与肌肉劳损引发的"肩膀酸痛"不同，肩周炎是肩关节发炎引起的。痛感从肩部传导至手臂，在换衣服、扎头发等手臂活动时会感到十分痛苦。另一特点是按压肩部后背一侧没有痛感，但按压胸前侧会感到疼痛。

其他症状

肩
症状严重时，保持静态肩膀也会剧痛。

肩
症状进一步加重时，甚至会在睡眠中因疼痛而苏醒。

原因

肩关节周边发炎导致。年龄增长后，构成肩关节的骨骼、软骨、韧带等衰弱，导致活动不灵活，但详细病理尚不明。

小贴士

俗称"五十肩"，多在45~60岁之间发病。正式病名为"肩关节周围炎"。

易混淆的疾病

容易与肩膀酸痛混淆。痛感持续且缓慢的是肩膀酸痛，活动时才有痛感或痛感十分剧烈的为肩周炎。

数据资料

发病年龄
40岁以上

发病率
—

就诊科室
骨科

关键词

肩关节
连接肌肉与骨骼的腱板、连接骨骼与骨骼的韧带发炎引发肩周炎。

症状① 起床后，肩部或手指的关节疼痛

症状② 肩部、手脚等多处关节呈左右对称地肿胀与疼痛

发展阶段 | ★★☆

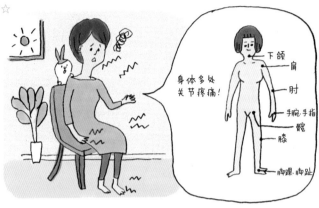

身体多处关节疼痛！

下颌
肩
肘
手腕·手指
髋
膝
脚踝·脚趾

病名 类 风 湿 关 节 炎

肩

肩部疼痛

起床后，30分钟内出现关节疼痛

这是发炎关节的骨骼、软骨受损的疾病。如果放任不管，还有引发关节变形的危险。高发于双肩、手脚的关节上，会出现左右对称的红肿和剧痛。特点是早晨起床时、午睡后等起床之后，双肩与手部出现持续超过1小时的疼痛。即使关节不活动，也有痛感。

ⓘ 其他症状

手指	全身
关节肿胀，难以完成精细动作，难以抓握物体。	低热或全身无力，有疲劳感。

🖉 原因

人体的免疫系统出现异常所致。原本免疫系统应该攻击外来的异物，却错误地攻击了自身细胞。女性发病较多，患者中男女比例约为1∶4。

😊 小贴士

多在起床后的30分钟内出现症状。另外，典型症状为手指第2指关节出现肿胀。如果早晨起床后感到手发胀，就应提高警惕。

🔍 关键词

红肿与疼痛

目 易混淆的疾病

变形性关节炎（希伯登氏结节）是从手指尖的关节开始左右对称地出现红肿疼痛，与类风湿关节炎的症状十分类似。

数据资料 ——

🎧 发病年龄
30~60岁

⏱ 发病率

🩺 就诊科室
（外科）骨科
（内科）风湿免疫科

痛风等代谢疾病也会引起关节的肿痛，不过类风湿关节炎造成的肿胀部位更为柔软。

症状
① 肩颈长期疼痛、发麻，特别是
长时间保持同一姿势工作后感到疼痛

症状
② 因疼痛手部难以完成精细动作

发展阶段 | ★★★

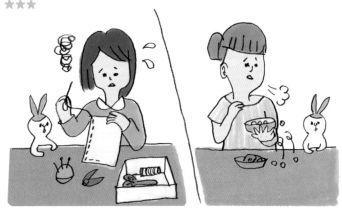

病名 **颈 椎 生 理 曲 度 变 直**

颈部与肩部的疼痛影响手
部活动

颈部的骨骼（颈椎）变形引发的
疾病。早期症状有肩膀酸痛，
肩颈周边疼痛。病情发展后，
疼痛会逐渐慢性化。进一步恶
化后，手部难以完成钉纽扣、
用筷子等精细动作。另外，还
具有长时间保持同一姿势工作
后症状恶化的特点。

⚕ 其他症状

颈	胃
病情发展后，疼痛造成精神紧张，会引发头痛。	剧痛还会引发恶心、呕吐。

💊 原因

年龄增长引发颈椎变形，
压迫周围神经所致。30
岁后会逐渐出现这类症
状。也会因体态不佳或
运动劳损引发。

💲 小贴士

掰脖子是加剧颈椎老化
的危险因素。长时间劳
作后颈部僵硬，掰脖子
发出弹响能感觉到缓解，
但实际上这会加重颈部
的负担。

🔑 关键词

颈椎 脊椎中，颈部的7节称为颈椎。骨骼之间由椎间盘相连，以实现颈部复杂的运动。

📋 易混淆的疾病

发麻与肩膀酸痛的症状
与围绝经期综合征相似，
也有病患混淆症状而忍
耐疼痛。

围绝经期综合征 ▶ P187

数据资料 ———

👤 发病年龄
40~60岁

🕐 发病率
—

✂ 就诊科室
骨科

腰部
自我检查

一听到"腰痛"，你也许会认为这是因年龄增长而造成的。其实，长时间弯腰劳作，或持续保持不良姿态的人，很容易在20~40岁出现腰部问题。

颈椎
脊椎中最靠近头部的7块骨骼，支撑沉重的头部，负责头部前后左右活动。

胸椎
由12块骨骼组成，与肋骨、胸骨一起保护心肺，还负责完成转体的动作。

腰椎
由5块骨骼组成，腰椎与其间的椎间盘受损就会引发腰痛。

骶骨
位于骨盆正中央，从下方支持脊椎，是脊椎的基盘。此处歪斜会对全身带来影响。

尾骨
位于骶骨下方，是尾巴退化形成的骨骼，具有稳定体态的作用。

脊椎
贯穿背部的一条骨骼，其中有神经通过，与颅骨下部相连。通常由24块骨骼组成，脊椎的构造让人类实现了直立行走。

椎间盘
位于构成脊椎的骨骼之间，将其连接在一起的软骨。起到缓冲作用，能减弱冲击。

骨盆
连接上半身和下半身，保护内脏与生殖器。步行时能吸收脚底传来的冲击，坐姿时以坐骨为支点，支撑整个上半身。

腰椎

★胯骨
髂骨、耻骨、坐骨组成胯骨(也叫髋骨)。

★髂骨

股骨

骶骨
位于骨盆中央，这块骨骼是躯干的基盘。

★耻骨

★坐骨
坐姿时支撑躯干的骨骼，当压迫到从腰部延伸到腿部的坐骨神经时，下肢会疼痛发麻。

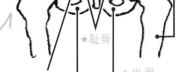

症状 向前弯腰时腰痛

发展阶段 ┃ ★★★

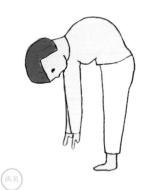

病名

腰 椎 间 盘 突 出 症

▶ P103

腰部的软骨（椎间盘）受损，部分
突出压迫神经所致。会突然出现
腰痛，向前弯腰时椎间盘受到更
大压力，造成症状恶化。

症状 身体后仰时腰痛

发展阶段 ┃ ★★★

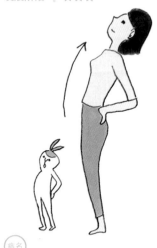

病名

腰 椎 生 理 曲 度 变 直

▶ P104

腰部骨骼变形，神经受到压迫引
发疼痛。尤其是当身体向后仰时，
神经与周围组织的距离更近，致
使疼痛加剧。相反向前弯腰时疼
痛有所缓解。

承受上半身的
重量与腰部负担

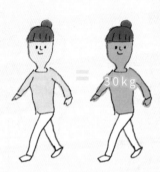

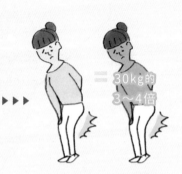

腰部支撑上半身，保持
着身体的平衡。只要处
于站姿就会对腰部造成
负担，此处很容易发生
疼痛。

一般认为，体重50kg的人，
上半身重约30kg，由腰部
承重。

运动时，会有3~4倍自重的
力施加到腰上，腿（尤其是
膝盖）也容易出现疼痛。

症状

站起身或向前迈步时 疼痛

发展阶段 ★★★

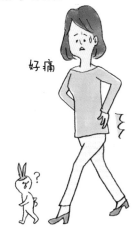

好痛

病名

腰 椎 生 理 曲 度 变 直

▶ P104

起身迈步时，已出现变形的腰部骨骼或受损组织的负担进一步加重，常会感到剧烈疼痛。另外，相较于站立时，坐姿下腰部的负担更重。

症状 ① 保持静态也疼痛

症状 ② 症状随时间推移加重

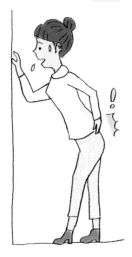

病名

内 脏 疾 病

▶ P116~117

疼痛并非源自腰部肌肉或神经，因此不论是保持活动，还是保持静态，疼痛都无法缓解。另外，随着内脏病变的恶化，症状会越来越明显，腰痛也会日益加剧。

腰

腰部疼痛

各种姿势对
腰部的负担

右侧的图表以站姿对腰的负担为100计算，展示了不同姿势对腰部负担的变化。由此可知，伏案工作对腰部的负担非常大。

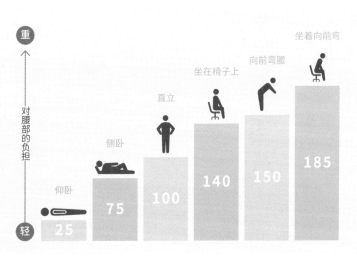

重

对腰部的负担

轻

坐着向前弯

向前弯腰

坐在椅子上

直立

侧卧

仰卧

25 75 100 140 150 185

症状 搬起重物时，腰部突然出现触电般的 剧痛。剧烈疼痛一般 3 天左右消失

发展阶段 | ★★★

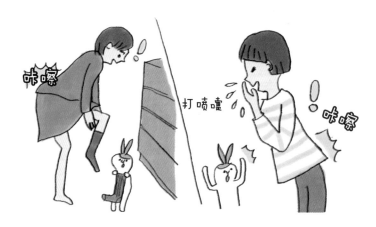

病名 急 性 腰 扭 伤

很多人都是"闪腰预备队员"

俗称"闪了腰"，由抬起重物时或正常转体时等需要腰部扭转的动作触发。腰部突发产生疼痛感，有时咳嗽、打喷嚏的冲击就会诱发。症状加重后，人会无法站立。腿部不会发麻，没有痛感。

原因

支撑腰部骨骼的肌肉或椎间盘受损引发。日常对腰部施加负担的人或身体状态不佳、疲劳时容易发作。

小贴士

其实闪了腰并非突然发病，而是在没有自觉的情况下一点一点发展形成的。肌肉疲劳累积、脊椎骨逐渐变形后，腰部再受到冲击就会发病。

易混淆的疾病

骨骼变脆的骨质疏松症以及消化器官疾病等与闪了腰一样突然出现腰痛的疾病还有很多。

数据资料

发病年龄
30岁以上

发病率
—

就诊科室
骨科

其他症状

腰	腰
发病前兆有腰部发沉、无力等症状。	身体较冷时或长时间保持相同姿势时也容易发病。

关键词

冲击 站着穿袜子向前弯腰时、从椅子上站起身时，一些不经意的动作都有可能会闪了腰。

症状 **①** <u>疼痛发麻</u>由腰向腿（下肢）扩散

症状 **②** <u>一侧下肢</u>使不上力，活动困难

发展阶段 | ★★★

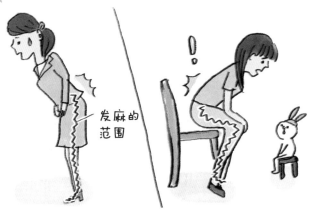

发麻的范围

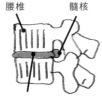 病名 腰椎间盘突出症

比闪了腰更严重，
整个下半身麻痹

如病名所示，这是腰部的软骨（椎间盘）受损，一部分鼓出脊椎骨外所致。长时间保持弯腰的姿势劳作，比较容易诱发此病。常见的症状还有一侧下肢麻痹，腿脚使不上劲（肌肉力量弱），触觉迟钝等。

数据资料

发病年龄 30~50岁

发病率 —

就诊科室 外科 骨科

🖊 **原因**

腰椎　髓核

椎间盘

腰部负担加重后，不仅会造成椎间盘受损，还会使原本在椎间盘内的软骨组织（髓核）被挤出在外，压迫周围神经，引发疼痛与发麻。

🔔 **其他症状**

腰 | 早晨弯腰洗脸时或打哈欠时疼痛。

💊 **小贴士**

与急性腰扭伤相比，腰椎间盘突出症的特点是疼痛持续时间长，除腰部疼痛，整个下半身（或一侧腿）也会麻痹、发木。相比之下，腰椎间盘突出症的病情更为严重。

📋 **易混淆的疾病**

做出弯腰、转体等对腰部有一定负担的动作时，腰部会突然感到剧痛，常被误认为急性腰扭伤。

急性腰扭伤 ▶ P102

臀 | 尾椎骨附近疼痛。

症状 做向后转体、站起身等动作时，最初腰部会感到剧痛，并伴有下半身整体发麻。活动开后疼痛逐渐缓解

发展阶段 | ★★★

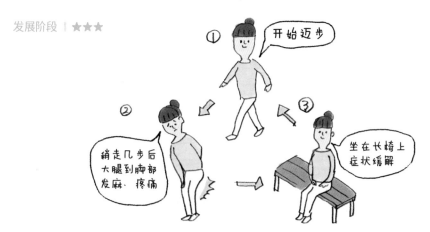

① 开始迈步

② 稍走几步后大腿到脚部发麻·疼痛

③ 坐在长椅上症状缓解

病名 腰 椎 生 理 曲 度 变 直

—活动就感到剧痛，压迫神经

腰部骨骼（腰椎）与之间的软骨（椎间盘）变形引发的疾病。睡觉翻身时、从椅子上站起身时，伴随动作出现钝痛。特点是一活动就感到剧烈的疼痛，持续活动后症状逐渐缓解。症状不限于腰部，臀部、腿部等整个下半身均会出现。

数据资料 ——————

🎧 发病年龄 **40岁以上**

🕐 发病率 　——

🔧 就诊科室 　(外科) **骨科**

✏️ 原因

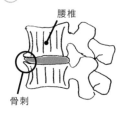

腰椎

骨刺

随着年龄的增长，椎间盘失去弹性，互相磕碰，在腰椎上形成尖刺状的突起（骨刺），压迫神经，引发疼痛。为了应对变形造成的不稳定状态，周边关节的负担也随之加重。

💊 小贴士

疼痛与发麻不仅限于腰部，还会出现在臀部、腿脚等整个下半身，具有痛处不固定的特点。有时也会因体寒而发病。另外，许多人已经出现了腰椎生理曲度变直，但并无自觉症状。

📋 易混淆的疾病

症状与血流不畅引发的腰痛类似，均会在身体变暖后得到缓解。腰椎生理曲度变直时，过量减少活动会令肌肉力量衰弱，有时反而会加剧症状。

🔍 关键词　**年龄增长**　椎间盘与肌肉的柔韧性会随着年龄的增长逐渐丧失。很多病例会因长期保持避免疼痛的姿势，而导致腰部弯曲变形。

胃、肠、胸
自我检查

胸腹出现症状，是心脏、肺、肠胃等内脏器官发出警报的信号。有些出现症状的部位与表现出的异常，可能与威胁生命的严重疾病有关。

肺
负责呼吸的器官，吸入氧气（吸气），呼出二氧化碳（呼气）。

咽头

甲状腺

心脏
向全身输送清洁的血液，并回收使用过的血液。功能类似水泵。

肝
具有将营养转化为能量、储存葡萄糖等500多种功能。肝脏不适不易察觉，又被称为"沉默的器官"。

气管

动脉

静脉

横膈膜
分隔胸腔与腹腔的薄膜状肌肉，收缩使肺吸气，扩张则呼气。

胆囊
储藏消化食物中脂肪的消化液（胆汁）的器官。食物进入人体后，胆汁会被释放到十二指肠，帮助消化。

胰腺
分泌消化液与激素的器官。在胃的后面，出现病变时很难直接观察。

脾
针对血液中的细菌与异物，生成与之对抗的"淋巴球"，还能临时储藏一部分血液。

胃
临时存放摄入食物的袋状器官。食物经胃酸消化后，被送入十二指肠。

十二指肠
进一步消化由胃送来的食物，并送往小肠。

小肠
与大肠相连，长约6m的肌肉管，呈弯曲盘踞状。

大肠
肛门前段消化道的一部分，大肠会将食物中的水分与养分吸收，然后将残渣通过肛门排出体外。

盲肠
大肠的一部分，最末端还有一段阑尾。容易患阑尾炎，阑尾炎恶化后需要做手术切除。

阑尾

膀胱
临时储存尿液，达到一定量后再排出体外。可储存400~500mL尿液。

疾病 / 01

症状 **胃突然感到阵阵绞痛，
腹痛与腹泻交替出现**

发展阶段 | ★★☆

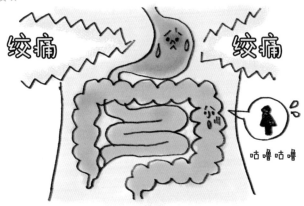

病名 **急 性 肠 胃 炎**

**也可能是诺如病毒或
肠出血性大肠杆菌所致**

肠胃炎可分为由病毒或细菌感染的"感染性肠胃炎"和因心理疲劳等原因诱发的"神经性肠胃炎"。感染性肠胃炎的症状有突发剧烈腹痛、腹泻和呕吐等。神经性肠胃炎是由心理疲劳、暴饮暴食引发的肠胃疲劳，恶化后胃部会出现阵阵绞痛。

原因

感染性肠胃炎因细菌、病毒通过食物等进入人体引发。其中病毒性的以诺如病毒，细菌性的以肠出血性大肠杆菌最广为人知。细菌感染通常比病毒感染更容易出现重症。

小贴士

如果完全没有精神压力或暴饮暴食这类会给肠胃带来负担的问题，却突然出现腹痛、恶心等症状，更有可能是患上了感染性肠胃炎。

易混淆的疾病

具体是感染性肠胃炎还是神经性肠胃炎，很难通过症状区分，不去医院检查通常很难确诊。

数据资料 ——————

发病年龄
全年龄

发病率
—

就诊科室
内科 **消化内科**

其他症状

全身	其他
腹泻引发脱水症，出现口唇干燥。	有的人还会出现接近40℃的高热。

关键词

诺如病毒

引发病毒性食物中毒的病毒，在11月至翌年1月的冬季流行。有40%的食物中毒都是由诺如病毒引发的。

症状① 睡眠中或清晨等空腹时，上腹部、胸口有钝痛感

症状② 进食后疼痛缓解

发展阶段 | ★★☆

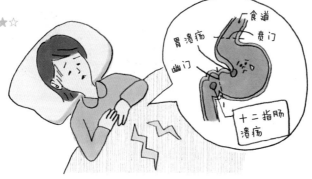

食道
胃溃疡
贲门
幽门
十二指肠溃疡

病名 **十 二 指 肠 溃 疡**

可能是幽门螺杆菌引起的十二指肠溃烂

"十二指肠"是连接胃与小肠的消化道，"溃疡"即发生溃烂。换言之，这是胃酸造成十二指肠黏膜受损，进而出现溃烂的疾病。上腹部、胃部、胸口会出现持续性的钝痛，尤其在空腹时症状容易恶化，有着进食后症状缓解的特点。

其他症状

肠、胃	大便
出现食欲不振、胃灼热、恶心、腹胀。	溃疡面出血时，会排出如黑泥一般的大便。

原因

胃酸分泌增加，十二指肠的黏膜受损引发。长久以来，这种疾病一直被认为是精神压力造成的。近年来的研究表明，十二指肠溃疡与幽门螺杆菌的感染有着很强的关联性。

小贴士

与十二指肠溃疡症状相似的疾病有胃溃疡。出现溃疡的部位不同，不过症状与病因却十分相似。这两种疾病合称消化性溃疡。

关键词

幽门螺杆菌 生活在胃中的细菌。通常认为是幼儿时期经口进入人体，然后持续感染。这一细菌会产生酶，直接伤害胃与肠道的黏膜，引发溃疡甚至胃癌。

易混淆的疾病

胃溃疡多在进餐后出现疼痛，高发的年龄为40~70岁。如果患者较为年轻，往往患的是十二指肠溃疡。

数据资料

发病年龄
30~50岁

发病率
—

就诊科室
内科 消化内科

胃
肠
胸

肠
胃
疼
痛

症状 进食后很快有饱腹感，无法继续进食

发展阶段 ｜ ★★☆

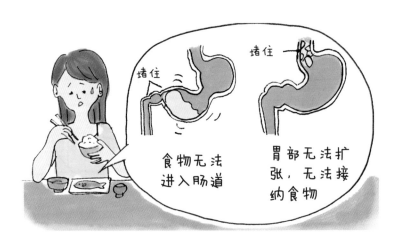

堵住　堵住

食物无法
进入肠道

胃部无法扩
张，无法接
纳食物

病名 功 能 性 消 化 不 良

近年来才被认定为疾病，
每4人中就有1人发病

这是无法将胃中的食物送往十二指肠的疾病。主要症状有进食后很快就有饱腹感、进食后有胃胀感等。症状会慢慢持续，但几乎不会在体检中发现器质性的病变。虽然没有生命危险，但会给日常生活带来困扰。

原因

这是近年才得到认定的疾病。因身心疲劳，引发自主神经失调，导致胃部功能受到影响。以往多被诊断为慢性胃炎或神经性胃炎。

小贴士

常有人说"性格太懦弱才会因为压力而胃痛"，或"打起精神来不适就会好转"，但其实胃功能低下真的是一种疾病。

其他症状

胸	胸
有的人会伴有恶心、呕吐。	胸口有灼烧感，常常打嗝。

易混淆的疾病

因症状相似，可能会被怀疑患有胃溃疡或十二指肠溃疡。但功能性消化不良时，不会出现溃疡等器质性异常。

数据资料

发病年龄
30~60岁

发病率
4人中1人

就诊科室
内科 消化内科

关键词

十二指肠

因相当于十二个横指并列的长度而得名，实际长约25cm。经胃部消化的食物会与胆汁等消化液一起被送入这段肠道。

症状
① 每次进食后都会有 胃灼热感，持续几小时

症状
② 不论是否进食都会打嗝

发展阶段 | ★★☆

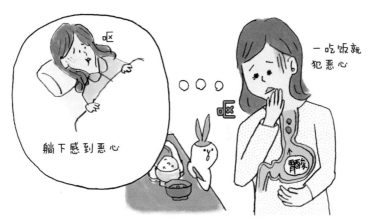

躺下感到恶心

一吃饭就犯恶心

病名 **反 流 性 食 管 炎**

胃与食管之间的肌肉松弛引发胃酸反流

因胃酸反流，食管黏膜发生炎症。代表性的症状有进餐后出现胃灼热，频繁打嗝，打嗝带着有酸甜味的液体，感到喉咙堵住等。虽然单看症状不会对生活带来太大影响，但长此以往会增加罹患食管癌的风险。

其他症状

咽喉

因胃酸反流，声音变得嘶哑浑浊。

口

有时会出现口臭加剧的情况。

原因

连接食管与胃的肌肉（食管下括约肌）功能低下，胃酸从胃部流入食道。酸性较强的胃酸刺激食管引发炎症。

小贴士

除了肥胖体质、吸烟、驼背等影响，子宫压迫胃部的孕期女性、食管肌肉力量低下的高龄人士以及爱吃油腻食物的人也容易患这种疾病。

关键词

贲门

平时为了防止胃中食物反流而关闭，只有在吞咽食物时才会打开，让食物顺利地进入胃中。

易混淆的疾病

常有人误以为相关症状是吃太多、喝太多造成的短时胃胀，可如果每次吃饭后都会感到胃胀就应提高警惕。

数据资料

发病年龄
全年龄

发病率
—

就诊科室
内科 消化内科

胃肠胸

肠胃疼痛

症状
① 胸口附近阵阵刺痛，
经过一段时间后，痛感向右下转移

症状
② 腹痛的同时出现发热、恶心

发展阶段 | ★★☆

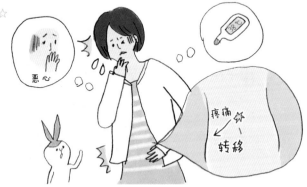

恶心

疼痛 转移

病名 **阑 尾 炎**

发病后必须在24小时内接受治疗

是突出于大肠外的阑尾发炎引起的。早期症状为胸口疼痛，一段时间后痛感会向下转移，最后右下腹开始出现疼痛。当痛感加剧时，已无自愈可能，必须接受抗生素治疗或通过手术切除。

🚹 **其他症状**

其他	其他
腹痛的同时出现恶心、呕吐。	腹痛的同时出现 37~38℃ 的低热。

✏️ **原因**

原因之一是大肠杆菌等细菌侵入阑尾。此外，大便变得像石头一样坚硬堵住阑尾。身心疲劳、暴饮暴食、便秘等均可能引发这一疾病。

😊 **小贴士**

病情会随着时间的推移不断恶化，因此在早期阶段发现十分重要。应尽可能在发病后的24小时内接受治疗，超过这一时间阑尾组织会坏死，可能诱发腹膜炎。

📋 **易混淆的疾病**

与之症状相似的疾病有很多，其中之一是急性肠胃炎。如果出现腹泻，则肠胃炎的可能性更大。

数据资料

👤 发病年龄
10~50岁

🕐 发病率
15人中1人

🩺 就诊科室
内科 消化内科

🔍 **关键词**

阑尾　大肠的一部分，突出于盲肠之外，约小指大小的器官。长久以来一直被认为是无用的器官。近年的研究表明，其功能或与人体免疫有关。

症状 **偏偏在无法去厕所，
如坐地铁、考试、商务会谈时，
腹部突然感到剧烈腹痛**

发展阶段｜★★★

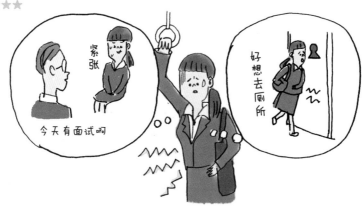

病名 **肠 易 激 综 合 征**

不安或紧张直接影响肠道

你是否曾在早晨通勤的地铁中突然感到剧烈腹痛，而不得不跑进厕所？这其实是自主神经紊乱引发的肠易激综合征。症状分为腹泻型与便秘型，有的人会二者交替出现，还有的人腹中容易积聚气体。

其他症状

头	便
因自主神经紊乱，有时会伴有头痛。	腹泻型患者上厕所后症状会有所缓解。

原因

大脑与肠道之间有自主神经相连。大脑承受精神压力后，会通过自主神经将压力传至肠道，致使肠道无法正常运作，引发排便异常。

小贴士

偏偏在"今天如果肚子疼就麻烦了"的时候发病，"如果拉肚子怎么办"的焦虑与紧张会导致症状恶化。

关键词

自主神经　负责控制肠道活动、血液流通等无法通过意志控制的生理功能。分交感神经与副交感神经两种。

易混淆的疾病

排便异常、腹痛与大肠息肉等症状和大肠癌十分相似，容易造成后者被忽视。

数据资料 ——

发病年龄
10~50岁

发病率
10人中1人

就诊科室
内科 消化内科

胃
肠
胸

肠
胃
疼
痛

疾病 / 07

症状 **①** **爬坡**或**上楼梯**时，感到
胸口被紧紧勒住般疼痛难忍

症状 **②** 疼痛持续**5~10分钟**后消失

发展阶段 ┃ ★★☆

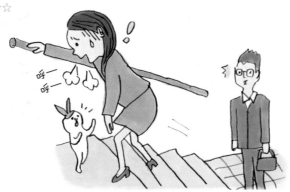

病名 **劳 累 性 心 绞 痛**

血流不畅通，胸口被揪住

围绕在心脏周围的动脉（冠状动脉）孔径变窄，血流受阻的疾病。爬坡等活动身体时症状会突显出来。胸口出现被压迫的疼痛感，发作还伴有胸闷感。特点是保持静止5~10分钟，症状就会缓解。情绪激动时也容易发病。

其他症状

胸	全身
进餐后或寒冷时，胸口感到被紧紧勒住般的疼痛通常会加剧。	胸痛的同时，肩部、牙齿等全身大范围都有痛感。

原因

活动身体后，肌肉需要更多的氧气。心脏会加速跳动，以促进血液循环，输送更多的氧气。但冠状动脉变窄后，血流会被堵住。

小贴士

当冠状动脉的75%被堵住，就会出现心绞痛的症状，完全堵塞则会引发急性心肌梗死。动脉硬化会促使冠状动脉变窄。

急性心肌梗死 ▶ P114

关键词

动脉硬化 负责将心脏泵出的血液送往全身的动脉，会因年龄的增长而变硬。血管孔径变小，血流受阻。

易混淆的疾病

肋间神经痛发作时会沿着肋骨出现痛感，是容易与之混淆的疾病。与心绞痛一样，肋间神经痛也会有胸闷感。

数据资料

发病年龄
50岁以上

发病率

就诊科室
内科 心内科

发展阶段 | ★★☆

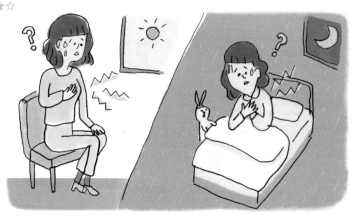

病名 稳 定 型 心 绞 痛

心脏的动脉突然发生痉挛

在睡眠中等身体保持静态时，感到胸口被勒住的痛感，但无压迫感或胸闷感。特点是不会突然出现剧痛，痛感会逐渐加剧。有时，左臂、左肩、心窝等处也会出现有压迫感的疼痛（放射性疼痛）。

（i）其他症状

胸	咽喉、下颌、牙齿
有时胸口并不疼痛，但其他部位有放射性疼痛。	从咽喉到下颌以及牙齿均有痛感。

（？）原因

心脏周围的冠状动脉痉挛变细，阻塞血流，导致心脏肌肉（心肌）缺氧，产生有撕扯感的胸口（心脏周边部位）疼痛。

（💊）小贴士

交感神经紧张使血管更容易收缩，大多在凌晨到上午发病。睡眠中、寒冷时、饮酒后也容易发病。

（🔑）关键词

放射性疼痛

看似与患处没有关系的部位产生痛感。也有观点认为这是大脑对疼痛部位认知错误引发的现象。

（目）易混淆的疾病

心绞痛根据发病的时机、频率，以及作为病因的冠状动脉的状态不同，还有其他细分。

数据资料

（🧑）发病年龄
50岁以上

（⏰）发病率
—

（🩺）就诊科室
（内科）心内科

胃
肠
胸

胸
口
疼
痛

症状
① 突然感到胸口被刀刺一般的剧痛，
　持续30分钟以上

症状
② 胸痛的同时感到恶心、冒冷汗

发展阶段 ｜ ★★★

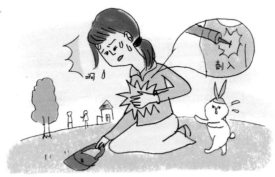

病名 急 性 心 肌 梗 死

血管淤堵，血液无法流入
心脏

流入心脏肌肉（心肌）的血液量减
少会引发心绞痛（P112~113），
而比心绞痛更为严重的是血液
完全无法流入心脏。除了胸痛，
还伴有呼吸困难、恶心和冒冷
汗，症状持续时间超过30分钟。
发病后心肌会出现坏死，有三
成患者会在3小时内死亡，是非
常危险的状态。

🖊 原因

心绞痛是动脉硬化后，
血液难以流入心肌引起
的。若进一步恶化，血
管完全堵塞，就会引发
急性心肌梗死。主要病
因是衰老与饮食不当。
也有人未出现心绞痛而
直接发生急性心肌梗死。

🔖 易混淆的疾病

常会先出现发病后数分
钟内症状缓解的心绞
痛，之后又发生心肌梗
死，故容易误以为是心
绞痛。出现急性心肌梗
死时，症状会持续超过
30分钟。

数据资料

发病年龄
40~90岁

发病率
—

就诊科室
内科 心内科

🐾 小贴士

寒冷时，特别是在冬季
早晨容易发病。原因是
血管因寒冷而收缩，血
液不容易流通。而清晨
血压上升、心跳加快，也
容易诱发此病。

ℹ 其他症状

胸	全身
发病前兆为胸口出现被勒住般的压迫感。	后背、咽喉、下颌、牙齿等全身均有痛感（放射性疼痛）。

🔍 关键词

坏死　　指身体的部分组织或细胞死亡。原因是缺氧或营养不良，以及细菌、病毒的感染等。

症状
① 胸痛、剧烈咳嗽、38℃以上高热
等症状持续超过1周

症状
② **吐出黏稠的** 黄绿色痰液

发展阶段 | ★★☆

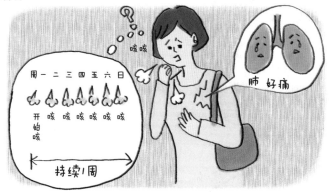

病名 **肺 炎**

持续超过1周就不是感冒，而是肺炎

肺部的组织受到细菌或病毒等病原体感染，引发炎症。不同病原体诱发的症状不同，但大多会出现胸痛、剧烈咳嗽以及38℃以上高热超过1周的情况。另外，出现黏稠的黄绿色痰液，也是体内出现炎症的信号。

其他症状

面、唇	肺
因为血氧下降，脸与嘴唇发紫。	咳嗽时一侧肺部疼痛。

原因

通常，侵入体内的细菌和病毒会被免疫系统清除。不过年龄增长、大病初愈或心理疲劳会造成免疫力低下，未被及时清除的病原体便侵入肺部。

小贴士

感冒与肺炎较难区分。一般来说，38℃以上高热超过1周更可能是肺炎。需要注意的是高龄人士患肺炎也可能不发热。

关键词

肺　用于吸入氧气，与体内的二氧化碳做交换的器官。这一器官出现炎症，会有咳嗽和胸闷等症状。

易混淆的疾病

咳嗽、发热、有痰等症状与感冒类似。不过肺炎的各项症状均比感冒更严重。

数据资料 ——

发病年龄
全年龄

发病率

就诊科室
内科 呼吸内科

胃肠胸

胸口疼痛

通过疼痛部位分辨内脏疾病

请对照P105的图确认内脏的位置！

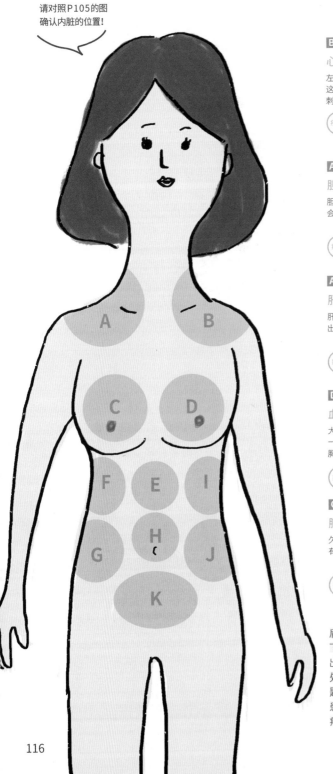

B D E ----------------

心脏疾病

左胸有许多重要的器官。这里会因心脏疾病而感到刺痛。

（疾病）心绞痛 ▶P112~113
急性心肌梗死 ▶ P114

A C F ----------------

胆囊疾病

胆管等被胆结石堵住，会引发右胸的剧烈刺痛。

（疾病）胆结石
胆囊炎

A C F ----------------

肝脏疾病

肝脏在右上腹，右腹部会出现如刀割一般的疼痛。

（疾病）酒精性肝炎
肝硬化

D ----------------

血管疾病

大动脉是连通左心房的一根粗血管，会诱发左胸刺痛。

（疾病）大动脉瘤

C D ----------------

肺部疾病

久治不愈的咳嗽使胸口有被揪住的疼痛感。

（疾病）胸膜炎
肺炎 ▶P115

肩、胸、心窝、腹部、下腹等各部位均会出现症状。多为疼痛处附近的器官出现问题，但有时也会在离患处较远的部位引发疼痛。

E H ----------------

肠胃疾病

心窝和肚脐是胃肠所在地。这里有大量感知痛觉的神经。

（疾病）胃炎
胃溃疡
十二指肠溃疡
▶P107

E G ----------------

盲肠疾病

开始心窝处感到疼痛，随后痛感会逐渐向阑尾所在的右下腹转移。

（疾病）阑尾炎 ▶P110

E I ----------------

胰腺疾病

从心窝到左腹部（上侧）疼痛。痛感会向左后背扩散。

（疾病）胰腺炎
胰腺癌

J ----------------

大肠疾病

因左下侧呈S形的结肠处有大便残渣积聚，引发阵阵绞痛。

（疾病）便秘
大肠癌 ▶P121

K ----------------

子宫、卵巢疾病

下腹部的子宫、卵巢出现问题，会产生被刀割般的疼痛感。

（疾病）输卵管炎 ▶P195
卵巢炎 ▶P195
子宫内膜异位症
▶P192

K ----------------

膀胱疾病

因为膀胱快速收缩，导致有压迫感、发沉的疼痛感。

（疾病）膀胱炎 ▶P118

N S ----------------

胆囊疾病

右侧胸大肌与胆管有神经相连，会出现尖锐的疼痛。

（疾病）胆结石
胆囊炎

L ----------------

肺部疾病

因肺部疾病而咳嗽时，后背一侧会有疼痛感并出现僵硬。

（疾病）肺炎 ▶P115
肺结核 ▶P86
支气管炎 ▶P83

N P ----------------

肝脏疾病

右侧胸大肌与肝脏有神经相连，会出现右肩僵硬疼痛。

（疾病）肝炎

M ----------------

心脏疾病

传递心脏疼痛的神经与左肩相连，会有发沉的疼痛感。

（疾病）心绞痛 ▶P112~113
急性心肌梗死 ▶P114

L Q ----------------

血管疾病

患大动脉瘤时，除了左胸，还常出现沿着脊椎扩散的疼痛感。

（疾病）大动脉瘤

Q ----------------

肠胃疾病

肚脐周围与背部对应的部位疼痛。十二指肠溃疡常会在空腹时出现症状。

（疾病）十二指肠溃疡 ▶P107

S U ----------------

盲肠疾病

右下腹的盲肠突出处（阑尾）受细菌感染。产生令人无法忍受的剧痛。

（疾病）阑尾炎 ▶P110

O ----------------

胰腺疾病

患胰腺炎时，进食后疼痛常常会加剧，还会出现大范围的痛感。

（疾病）胰腺炎
胰腺癌

R S ----------------

肾脏疾病

肾脏抱恙时常会出现腰痛。腰大肌与肾脏有神经相连。

（疾病）肾盂肾炎
肾结石

R S ----------------

尿路疾病

小便时尿路突然感到剧痛，疼痛感不久后消失，这样的症状反复出现。

（疾病）尿路结石 ▶P119

V ----------------

大肠疾病

肠道整体异常，会出现扭曲打结一般的疼痛感，十分痛苦。

（疾病）大肠息肉
大肠癌 ▶P121

V ----------------

子宫、卵巢疾病

除了腹部，腰部也会疼痛，还常伴有不规则出血。

（疾病）输卵管炎 ▶P195
子宫内膜异位症
▶P192

十二指肠、胰腺、肾脏等更靠近背部一侧的器官出现问题时，背部与腰部更容易出现疼痛感。从心脏将血液向全身输送的大动脉也会经过背部一侧。

117

疾病 / 11

症状 ① **排尿后，下腹部感到绞痛**

症状 ② **尿血**

发展阶段 ｜ ★★☆

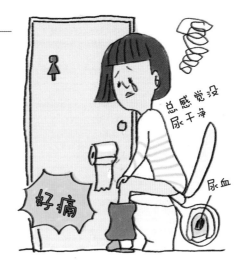

疾病 **膀 胱 炎**

细菌逆流而上，侵入膀胱

大肠杆菌等细菌侵入储存尿液的器官——膀胱，引发炎症。相较于男性，女性的尿道较短，细菌更容易侵入膀胱，引发感染。因此，女性是膀胱炎的易感人群。症状为排尿结束时下腹疼痛，炎症引发膀胱黏膜溃疡还会出现尿中带血的情况。

💉 **原因**

主要致病原因有过度憋尿使膀胱中细菌繁殖，性交不洁或使用了被污染的冲洗式坐便器。

数据资料

👤 发病年龄
20~50岁

🕐 发病率
女性每5人中1人

🩺 就诊科室
内科、妇科、泌尿科

🧍 **其他症状**

小便 ｜ 排尿后总感觉没尿干净（尿不尽）。

小便 ｜ 排尿后很快又想去上厕所（尿频）。

🔍 CHECK **尿液颜色**

淡黄色

 OK 健康状态

通常尿液呈淡黄色，因为其中含有用于消化食物的胆汁中的色素。大量喝水时，尿液几乎无色透明。大量出汗或晨起后，则会出现偏深的黄色尿液。

无色透明

疾病 **糖尿病**

短时间内出现无色透明的尿液，可能是水分摄入过量。但如果一整天都是这样，或持续多日保持这一状态就要注意了。糖尿病的症状之中有消渴，会大量饮水致使尿液增加，导致尿液中的色素被稀释，变得几乎无色透明。

黄褐色或棕色

疾病 **黄疸**
（肝脏、胆囊疾病）、**脱水症**

肝功能异常使肝脏生成的色素出现在了尿液中。另外，发热或刚起床则另当别论，但无自觉症状而尿色莫名变深则需要提高警惕，可能是出现脱水症状。

症状 ① **小便量与次数**
明显偏多

症状 ② **尿液起泡、**
闻起来有甜味

发展阶段 | ★★☆

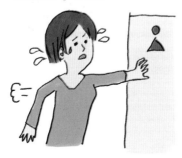

疾病 **糖 尿 病**

患糖尿病后，血糖上升，容易口渴，为此大量摄入水分，使尿量增加。另外，部分糖分通过尿液排出，会散发甜味，黏稠度增加，更容易产生泡沫。

🔔 其他症状

小便 | 小便

尿液黏稠，附着在马桶内壁。 | 尿液起泡，泡沫长时间不消失。

症状 ① **出现淡红色尿液**

症状 ② **夜间或清晨，背部、腹部**
突然感到剧痛

发展阶段 | ★★★

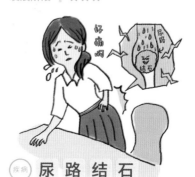

疾病 **尿 路 结 石**

"结石"是对身体而言不再需要的物质所结成的固体。结石堵住尿路会损伤黏膜引发尿血。常有患者因血液颜色较浅而未发现异常，直到经受令人痛不欲生的剧痛折磨。

🔔 其他症状

小便 | 背、腹

尿液中混入细菌与白细胞，呈浑浊状。 | 疼痛剧烈到令人无法保持身体正常的姿势，持续2~3小时。

白色、浑浊黄色

疾病 尿路疾病、性病

尿路不仅出现了炎症，还有可能已经化脓。有时，脓液混入尿中会使尿液发白。女性还可能因感染淋菌或滴虫等而出现浑浊尿液。

外生殖器疾病区分表
▶ P202~203

红色

疾病 尿路疾病

尿液排出经过的尿路(肾、膀胱、尿道)出现炎症，很有可能正在出血。患膀胱炎、肾炎、尿道炎时，还常伴有下腹疼痛。如果没有痛感，则有可能是膀胱癌或肾癌。

❗ **WARNING**

出现尿血的不同时机

● 只在刚开始排尿时：说明膀胱中的尿液干净，应为膀胱以下部分的尿路感染。

● 只在结束排尿时：更可能是膀胱炎，结束排尿前，膀胱收缩引发出血。

● 全程：说明膀胱中的尿液已经混有血液，意味着膀胱及上游器官(肾、尿道、膀胱)出现异常。

胃肠胸

小便异常

大便异常

当大便通过大肠的时间变长，其中的水分被吸收殆尽后会变得干硬。
肠道环境的好坏会反映在大便的颜色、形状等状态上。

CHECK 大便次数

◎ OK

**1天3次至3天1次
排便**

呈香蕉状的大便顺畅地排出，不用厕纸擦拭肛门处也很干净是理想状态。一般大便呈黄褐色。

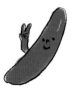

❗ WARNING

**持续3个月每周
排便不足2次**

这是有害细菌（有害菌）在体内增殖的状态。大便与气体充满、压迫肠道，引发腹胀与疼痛。

CHECK 大便的形状、状态

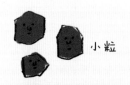

小粒

颗粒状
※含水量低于60%

因水分较少，像兔子屎一样呈小粒状。原因是食物残渣在体内滞留时间太长，水分被过度吸收。

粗糙干燥

干硬状
※含水量为60%~65%

水分较少，干硬状态。与颗粒状相同，排便时不用力就无法排出。用力过度还会撑破肛门引发痔疮。

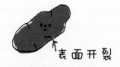

表面开裂

偏干状
※含水量为65%~70%

未便秘，有定期规律排便，但大便偏干，不稍加用力就难以排出。能观察到表面干裂。

CHECK 大便的颜色

OK
健康状态

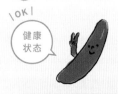

黄褐色

呈黄、棕色为健康的大便。如果大便呈黄色但持续排出如烂泥一般的软便，说明肠内出现问题。黄褐色的香蕉便是最理想的情况。

棕褐色

因便秘，大便在体内长时间滞留，会形成接近黑色的棕褐色大便。这虽然不是疾病，但却是肠道环境不佳的信号。

疾病 / 15

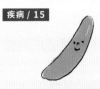

白、灰色

胆汁（消化食物的体液）含有形成大便颜色的色素，其不足引发异常。说明分泌胆汁的肝脏出现问题。

 疾病 肝脏疾病
（肝炎、肝癌等）

120

症状
① 大便带血

症状
② 持续排出像铅笔那样细的大便

发展阶段 | ★★★

病名

大 肠 癌

大肠（直肠或结肠）的黏膜上长出的恶性肿瘤。肠内癌变组织出血，引发大便带血。另外，肠道内径变窄使得排出的大便变细。

原因

饮酒、过食等生活习惯问题、以红肉为主的饮食方式等是造成这一疾病的原因。遗传因素也有较大影响，如果直系家人中有患者，应特别注意。

数据资料 ————

发病年龄
40岁以上

发病率
600人中1人

就诊科室
肛肠外科、胃肠外科、肿瘤内科

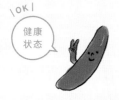

健康状态

香蕉状

※含水量为70%~80%

呈膏状固体而表面光滑，无需费力就能轻松排出。有时也会呈盘蛇状。

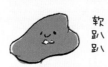

软趴趴

糊状

※含水量为80%~90%

排便时完全不用力，直接排出。冲水时，大便会被水流冲散，十分软烂。可能出现了消化不良。

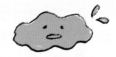

泥水状

※含水量高于90%

即腹泻状态。食物未得到充分消化。如果这一状态持续超过3天，可能是患有肠炎或出现了食物中毒。

疾病 / 16

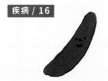

黑色

即所谓的焦油便。食道、胃、十二指肠等上消化道出血，遇到酸性物质形成黑色。

疾病
肠胃疾病
（胃溃疡、十二指肠溃疡等）

疾病 / 17

绿色

炎症或食物中毒引发肠胃虚弱后，胆汁的色素成分（胆红素）含量残留超过正常水平，经氧化变色后形成。这种大便又称"氧化便"。

疾病
肠道疾病
（肠炎、食物中毒等）

疾病 / 18

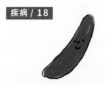

红色

大便带血多为内痔或外痔所致，可如果大便本身呈红色（未食用红芯火龙果等），则可能为大肠息肉或大肠癌引发。如果同时伴有水性大便，则有可能是食物中毒或大肠炎。

疾病
大肠疾病
（大肠息肉、大肠癌等）

胃肠胸

大便异常

疾病 / 19

症状
① 排便时**有鲜血滴落或**喷溅

症状
② **肛门无痛感**

发展阶段 ┃ ★★★

病名 **内 痔**（内痔疮）

长在肛门内侧的疣状肿块。因便秘或用力排便压迫静脉致使血流不畅引发。此处没有感觉神经，故无痛感，但有时会引发排便时的大量出血。

疾病 / 20

症状
肛门处长出形似血豆**的小包，疼痛难忍**

发展阶段 ┃ ★★★

病名 **外 痔**（外痔疮）

肛门外侧发生炎症，形成血泡。肛门外侧的皮肤有感觉神经，会感到剧痛，触感为能推动的硬块。

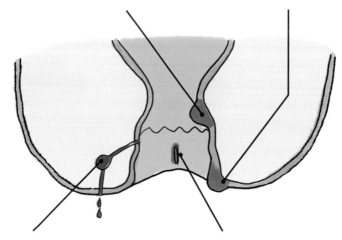

疾病 / 21

症状
① 肛门周围**红肿、阵阵刺痛**

症状
② **流出脓液**

发展阶段 ┃ ★★★

病名 **肛 瘘**

因腹泻等原因，细菌侵入肛门组织，化脓产生脓包。反复发病后，直肠与肛门外的皮肤之间会形成一条通道，脓液由此流出。

疾病 / 22

症状
① 排便时**肛门有撕裂的痛感，**
排便后**短时间内痛感持续**

症状
② **厕纸上会擦到**鲜血

发展阶段 ┃ ★★★

病名 **肛 裂**

肛门附近的皮肤破裂。出血量不大，不过排便时与排便后会有一定的刺痛感。排出干硬大便或腹泻大量排便时引发皮肤破裂所致。

手、腿
自我检查

血液流经全身，手脚上的血管位于身体的末端，非常纤细。因此，血流不畅会使得营养、热量与氧气无法输送至末端。人尤其在手脚上容易出现各种各样的症状。

水肿

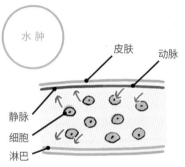

动脉血负责输送营养，将其传递给细胞。同时，细胞将代谢废物释放到静脉血中，完成交换。

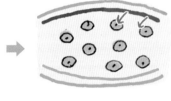

在血液与细胞的交流活动中，血管的供给量过大，含营养成分的水充满了皮肤的状态就是水肿。

体寒

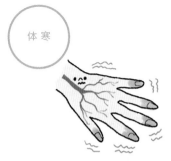

血液会传送热量。血流不畅时，流经手脚的血液减少，出现手脚冰冷。原因是身体的产热能力减弱。体寒严重时，身体反而会感到燥热。

发麻

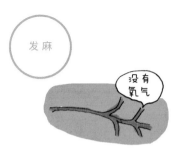

血液输送氧气。肌肉紧张会使血管受到压迫，引发血流不畅。如此一来，氧气无法传送到神经，引起发麻或麻痹等症状。

👆 CHECK　**体寒的类型**

症状 **身体温热，
手脚冰凉，
且无法捂热**

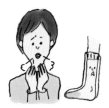

类型 **手脚末端型
体寒**

感觉身体很温暖，可手脚与皮肤却很凉。尝试捂热冰凉的部位也效果甚微。有的人甚至因为手脚太冷而无法入睡。

🌡 原因

节食或运动不足，使身体产生热量的能力变弱。为了避免热量散失，热量出入口的血管变窄，引发手脚冰凉。

症状 **手脚温暖，
身体却很冷，
穿得很厚依然发冷**

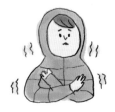

类型 **内脏型体寒**

又称"隐性体寒"。手脚很温暖，可肠道等内脏却十分寒冷。特点是不论穿多厚，仍然感到寒冷。

🌡 原因

因饮食寒凉、吹空调受凉等，引发自主神经紊乱，传导热量的血流无法流入内脏，造成体寒。当身体受凉时，腹中很容易囤积气体。

症状 **怕热爱出汗，
下半身寒凉**

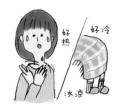

好热　好冷
冰凉

类型 **下半身型
体寒**

虽然下半身冰凉，上半身却爱出汗或感到热烘烘的，出现"潮热体寒"的状态。在体寒人群中，这是最常见的类型。

🌡 原因

年龄增长或伏案工作引发下半身肌肉紧张。上半身血流通畅，下半身却因为肌肉僵硬使得血流不畅，引发体寒。

👆 CHECK　**隐性体寒**

症状 **起床时，肚子与腋下比较，
肚子摸起来更凉**

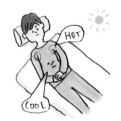

HOT
COOL

出现隐性体寒时，肠道温度尤其容易下降。早晨起床时，触摸肚脐周围，并与腋下对比，如果肚子的温度更低，就说明肠道温度偏低。

症状 **就寝时，手脚发热，
难以入睡**

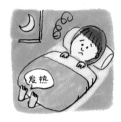

发热

晚上睡觉时，感到手脚发热，即便冬季也想将手脚伸到被子外面，这也是隐性体寒的信号。这是血液未回流至内脏、滞留在手脚的信号。

症状 **接触**冷空气或冷水**时指尖发白**

发展阶段 ┃ ★☆☆

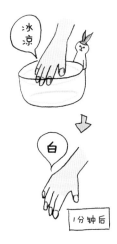

病名 **胶 原 病**

身体对低温出现异常反应

免疫功能受损，错误攻击自己身体的疾病。会引发类风湿关节炎、硬皮病、干燥综合征等疾病。早期症状是"雷诺现象"，即接触冷物1分钟后，指尖发白的现象。常在天气变冷或洗脸时觉察。

✏️ 原因

通常遇冷后指尖的血管会收缩。而免疫功能的异常使人体对寒冷的刺激更敏感。稍稍遇冷，血流会立刻受阻，引发皮肤颜色的变化。

数据资料

👤 发病年龄　20~50岁

🕐 发病率　　—

🩺 就诊科室　内科 免疫内科、风湿免疫科

症状 ① **夏季**也很少感到热，不出汗
症状 ② **夏季**依然手脚冰冷

发展阶段 ┃ ★★☆

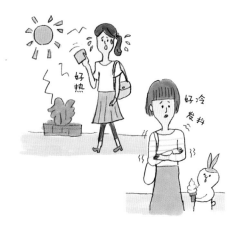

病名 **桥 本 甲 状 腺 炎**

代谢下降，夏季身体也会感到发冷

颈部的甲状腺发炎引发的疾病。甲状腺功能减退后，体温无法得到调节，产生的热量大大减少。于是人会变得越来越怕冷，不容易感到热。有时，身体在夏季会比冬季更明显地感觉到发冷。

✏️ 原因

甲状腺是分泌调节代谢的甲状腺激素的器官。甲状腺激素不足会引发代谢下降，血流不畅，使人感到发冷、恶寒。

数据资料

👤 发病年龄　25~50岁

🕐 发病率　　40岁以上人群的10%

🩺 就诊科室　内科 内分泌科

手、腿

体寒、体热

水肿 | 普通水肿是体液（血液或淋巴液）在体内出现偏移引发的。
然而，病态的水肿是体液总量增加并滞留在血管中所致。

CHECK 水肿类型（病态）

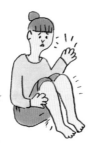

症状

全身或双腿
左右对称地
出现水肿

发展阶段 | ★★★

类型 **全 身 性 浮 肿**

全身或双腿同时出现水肿，推测为内脏疾病导致体液总量增加引发。全身水肿时，体液可能增加3L以上（增加量与血液总量相当）。

原因

心脏、肝脏功能低下，水分或钠滞留在体内所致。另外，肾功能低下，体内的水分平衡也会难以得到调节。

疾病

心脏……急性心肌梗死 ▶ P114、心肌炎
肝脏……肝硬化、酒精性肝炎
肾脏……肾功能不全、急性肾炎

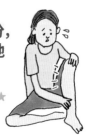

症状

身体的一部分，
左右非对称地
出现水肿

发展阶段 | ★★★

类型 **局 部 性 水 肿**

部分身体部位出现水肿。特点是呈左右非对称式出现。一侧小腿水肿时，可能是两侧均有水肿，但左右差异较大。

原因

静脉血或淋巴液流通受阻、感染了病毒或细菌、过敏引发部分身体出现炎症。如果左右肢体粗细差异达2~3cm应提高警惕。

疾病

深静脉血栓 ▶ P127
下肢静脉曲张 ▶ P127
淋巴性水肿

CHECK 分辨危险水肿的方法

**用食指按压
小腿胫骨内侧**
10秒

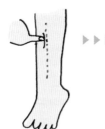

▶ ▶ ▶

凹陷

**按压形成的
凹陷在
10秒内不消失**

水肿部位受到外界压力时，细胞之间的体液会回到血管中，从而恢复原本的高度（形成凹陷）。不过，松开手超过10秒，凹陷仍不消失，就有可能是病态水肿。

症状 **1** **突然一侧腿水肿**

症状 **2** **双腿腿围相差超过1cm**

发展阶段 | ★★★

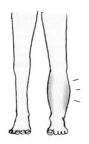

病名 **深 静 脉 血 栓**

手脚的静脉中血液结块，阻碍血液流通。血流被堵住一侧的手腕、脚踝会呈紫红色，肿胀并疼痛。

原因

长时间不使用腿部肌肉所致。下半身持续受到压迫，血流不畅，引发血液凝块。

小贴士

静脉出现的血栓会随着血液流动，堵住肺部较细的动脉，引发"经济舱综合征"。这时会出现胸痛、呼吸困难，严重时还会昏厥或死亡。

数据资料

发病年龄 全年龄

发病率 8600人中1人

就诊科室 内科 呼吸内科、心内科

症状 **腿内侧血管呈瘤状团凸起**

发展阶段 | ★★☆

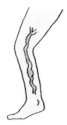

病名 **下 肢 静 脉 曲 张**

从腹股沟到内脚踝、从膝后到脚跟的静脉中，静脉瓣受损，血液逆流的疾病，血管会呈瘤状团凸起。

原因

遗传、妊娠、生育时激素分泌影响、久站工作、肥胖等，致病原因多种多样。

小贴士

静脉瓣的作用是防止血液逆流。当足底向心脏流动的静脉瓣受损，血液会逆流向脚部集中，还会出现腿抽筋、发沉、腿部湿疹久治不愈等问题。

数据资料

发病年龄 40岁以上

发病率 10人中1人

就诊科室 外科 血管外科

症状 **1** **手脚、面部、腹部水肿**

症状 **2** **早晨与傍晚体重差超过1.5kg**

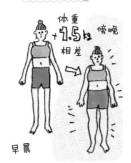

体重 +1.5kg 傍晚相差

早晨

病名 **特 发 性 水 肿**

突然手脚、面部或全身水肿，并长时间持续。特点是下午水肿加剧，从早到晚体重相差超过1.5kg。

原因

"特发性"指病因不明。一般认为是限制饮食、减肥、心理疲劳所致，具体原因不明。

小贴士

常见于20~60岁的女性，尤其在长期伏案或久站工作的人群中高发。气温上升后，症状会出现恶化，并伴有头痛与全身无力。常会与多种疾病共同发病。

数据资料

发病年龄 20~60岁女性

发病率 —

就诊科室 内科 综合内科

手、腿

水肿

症状
① 指尖鼓起，拇指与食指尤其明显

症状
② 指甲变圆、变厚，弯曲包裹指尖

发展阶段 ┃ ★★☆

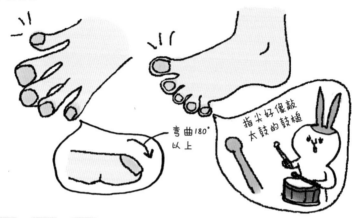

弯曲180°
以上

指尖好像敲
太鼓的鼓槌

病名 **杵 状 指**

内脏疾病引发指尖边缘鼓起

手指尖和脚趾尖变圆、变厚，形状好像敲鼓的鼓槌。指甲变弯，第二指关节到指尖的角度超过180°，指甲也会变大、变圆。常见于肺癌、间质性肺炎等肺部疾病，以及会引发紫绀的心脏疾病。

🖊 **原因**

与肺部疾病之间的关系尚不明，一般认为是肺癌细胞释放增殖因子，通过血液流至指尖，诱发杵状指。有助于在早期发现几乎没有任何自觉症状的肺癌。

🖐 **小贴士**

症状会由大拇指依次向小拇指扩散。随着诱发这一现象的疾病的发展，其他手指也会逐渐出现杵状指症状。手指、脚趾均有发生，无痛感。

📋 **易混淆的疾病**

除了心肺疾病，消化器官的疾病也会引发杵状指，难以自行判断原因。

数据资料 ─────

Ⓐ 发病年龄
　—

Ⓣ 发病率
　—

Ⓗ 就诊科室
　内科 血液内科、
　呼吸内科

ℹ️ **其他症状**

指甲	指甲
指甲变灰或者变紫。	左右两边向手掌一侧弯曲，包裹指尖。

🔍 **关键词**

紫绀 嘴唇、皮肤、黏膜呈青紫色的状态。一般认为是血液中含氧量低下所致。

(OK) 健康状态

症状 **呈淡粉色，表面光滑**

健康状态下，能看到指甲下面皮肤透出的毛细血管的颜色，呈淡粉色。因此，贫血时指甲会发白，有时还会因指甲油的颜色发黄。

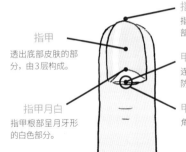

指甲前缘
指甲与皮肤分离的部分。

指甲
透出底部皮肤的部分，由3层构成。

甲上皮
连接指甲与根部，防止异物入侵。

指甲月白
指甲根部呈月牙形的白色部分。

甲基
角质化形成指甲。

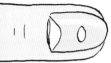

症状 **指甲有白斑**

(原因) **点状指甲白斑**
指甲缝中进入空气所致。斑点会移动至指甲前缘并消失。健康的指甲也会有白斑。

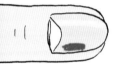

症状 **指甲有黑点**

(原因) **内出血**
外伤使指甲内侧皮肤出血所致。血液颜色看起来好像黑点。

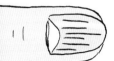

症状 **指甲有纵向白色纹路**

(原因) **营养不足**
这是营养无法传导至指甲的状态。如果白色纹路异常明显，可能是患有动脉硬化。

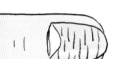

症状 **指甲有水平纹路**

(原因) **营养不足**
身体状态不佳的信号。大病后容易出现这一情况，长期生活不规律也会诱发。

症状 **指甲呈黄白色，不透明，部分剥落**

(疾病) **指甲剥离症**
念珠菌(一种霉菌)感染或外伤引发。从指间开始逐渐变色、剥离。

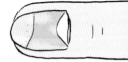

症状 **指甲出现黑线**

(疾病) **恶性黑色素瘤**
色素(黑色素)细胞或痣恶化形成的皮肤癌。与血泡不同，这种黑线长时间不消失。

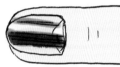

症状 **指甲颜色鲜红**

(疾病) **红细胞增多症**
血液中的红细胞异常增多，指甲下面的皮肤透出鲜红色。也可能是脑血栓或急性心肌梗死所致。

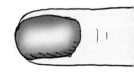

症状 **指甲很薄，呈汤匙状反卷**

(疾病) **缺铁性贫血**
缺铁后，指甲硬度降低，形成反卷。指甲的颜色也会变白。多见于女性的症状。

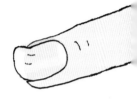

症状 **指甲呈黄白色，有裂纹，指甲尖一侧更厚**

(疾病) **甲癣**
足癣细菌感染指甲引起。指甲没有神经，故不痛不痒。如果出现在脚趾甲上，有可能引发步行困难。

CHECK

◎OK

症状 1 长时间保持同一姿势，手脚发麻

症状 2 改为较轻松的姿势，按摩后症状缓解

发展阶段 | ★★☆

比如，长时间处于跪姿时，下半身受到压迫，血流运行不畅，使得血液中的氧无法送抵神经，导致发麻。调整为放松姿势后，血液重新流入，发麻现象就会得到改善。

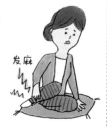

发麻

❗WARNING

症状 1 突然发麻，按摩也无法缓解

症状 2 发麻持续超过10分钟

发展阶段 | ★★☆

没有做出令身体紧绷的姿势，却突然发麻。按摩或调整姿势后均无法缓解，并持续超过10分钟，则应考虑血流以外的原因。据统计，与麻痹感相关的疾病多达100多种。

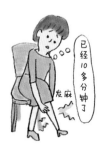

已经10多分钟了

发麻

疾病 / 07

症状

早晨醒来，
双手手指如触电般
发麻

发展阶段 | ★★★

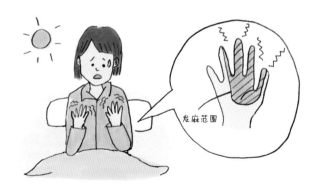

发麻范围

病名 腕 管 综 合 征

手部麻痹，无法做出"OK"的手势。

贯穿手腕的通道——腕管中的神经受到压迫的状态。早晨醒来后感到双手发麻、疼痛，屈伸手指则不适缓解。起初只有食指与中指发麻，症状加剧后疼痛范围会扩大到半侧拇指到半侧无名指之间，甚至无法做出"OK"的手势。

✏ 原因

尚无明确病因，症状会突然出现。从事手腕负荷较大工作的人、苦于孕产期或更年期水肿的女性较为高发。

数据资料

发病年龄
孕产期、更年期女性

发病率
30~50人中1人

就诊科室
外科 骨科

👤 其他症状

手 | 拿筷子时常掉落，无法完成精细动作。

手 | 睡眠中会因手部疼痛而苏醒。

症状
1

**早晨，
手部发胀
超过1小时**

发展阶段 ┃ ★☆☆

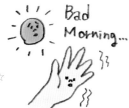

症状
2

**手指、脚趾的
第2、3指关节
肿胀**

发展阶段 ┃ ★☆☆

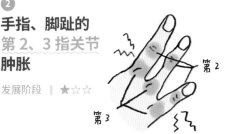

症状
3

**关节呈
左右对称性
发麻**

发展阶段 ┃ ★☆☆

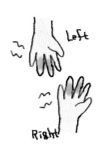

症状
4

**超过3处
关节
同时肿胀**

发展阶段 ┃ ★☆☆

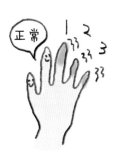

病名 ## 类 风 湿 关 节 炎

**最初在手脚发病，最后
蔓延至全身**

关节发生炎症所致。早期症状
是手脚的第2、3指关节肿胀，
随后膝、肘、肩等较大的关节
开始疼痛，最后出现关节受损、
变形。早晨起床后手部发胀，
且上述4个早期症状全部出现，
则很有可能是患上了类风湿关
节炎。

👤 其他症状

四肢	长时间坐在椅子上或午睡后，也会发胀。
全身	低热或全身无力，有疲劳感。
全身	症状在数周至数月间逐渐加重。

🖊 原因

因病毒感染等情况，免
疫系统误将自体组织识
别为异物并展开攻击，
致使关节滑膜发炎。也
会因过劳、吸烟、生育
等而发病。

😊 小贴士

症状受天气影响，雨天、
寒冷天气疼痛容易加
剧。即使是夏季，空调
冷风直吹关节处也会加
剧疼痛。

🔍 关键词

滑膜　包裹关节的膜，会分泌滑液，减少骨骼之间的摩擦，
让关节活动更顺畅。出现炎症后，滑膜会异常增生。

📋 易混淆的疾病

变形性关节炎是因年龄
增长，软骨磨损压迫神
经而引发的关节红肿，
症状与类风湿关节炎类
似，容易混淆。

数据资料

🎧 发病年龄
30~60岁

🕐 发病率
—

🩺 就诊科室
（外科）骨科
（内科）风湿免疫科

手、
腿

发
麻

症状 ① **一侧手脚**仿佛戴上了手套，发麻，触觉不灵敏

症状 ② **半张脸**（嘴周围）**也出现麻痹**

发展阶段 ｜ ★★☆

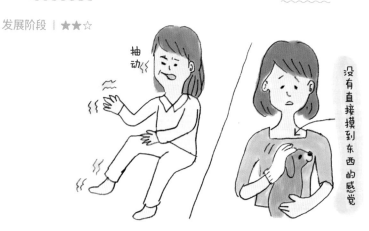

抽动

没有直接摸到东西的感觉

病名 **脑 梗 死 、 脑 出 血**

脑中的血管发生异常

脑梗死与脑出血都是脑细胞受损所致，故症状类似。代表性的早期症状为突然一侧手脚发麻，使不上劲。发麻时的特点是触觉不灵敏，好像戴着薄手套在触摸物体。症状加剧后，以嘴部为中心的半张脸还会出现麻痹。

原因

脑梗死是血管堵塞引发大脑缺氧，脑细胞死亡所致。脑出血为脑中动脉破裂导致发病。二者均受年龄增长与生活习惯的影响。

小贴士

只有一侧发麻或麻痹的原理是左右脑分别通过不同的神经控制身体。一侧大脑受损后，其负责控制的那一侧身体就会出现症状。

易混淆的疾病

脑梗死多发于夏季，因为脱水会使得血液瘀滞，所以脑梗死常会与中暑混淆。

数据资料

发病年龄
60岁以上

发病率
—

就诊科室
外科 神经外科

其他症状

口
嘴部活动不灵活，口齿不清，一侧嘴角下垂。

眼
视物突然出现二重或多重的叠影。

关键词

大脑的神经控制

右脑与左半身的运动指令、感觉以及创造性思维有关；而左脑则负责右半身的运动指令、感觉、思考以及理性思维。

132

症状 ①
手脚的肌肉突然左右对称 出现痉挛，疼痛难忍

症状 ②
手脚肌肉出现抽筋

发展阶段 | ★☆☆

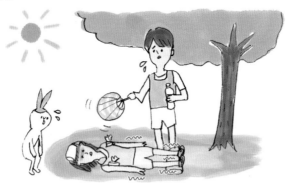

病名 **中 暑** （热痉挛）

过度使用肌肉，造成麻痹状态

中暑早期阶段出现的热痉挛会出现手脚肌肉痉挛、疼痛（肌肉疼痛）和肌肉抽搐（抽筋）的症状。同时还伴有大量出汗、眩晕、面色苍白等症状。有时还会出现脉搏突突直跳，在较短时间内失去意识等。处理及时一般可在数分钟到数小时内恢复。

数据资料

发病年龄 **全年龄**

 发病率 —

就诊科室 （内科） 综合内科

📝 **原因**

高温下剧烈运动后大量出汗，体内盐分流失，使血液中的盐浓度降低，造成肌肉收缩，引发手脚痉挛、肌肉疼痛或肌肉僵直。

💊 **小贴士**

中暑时为了补充水分常会大量饮水。出现热痉挛时，为了补充流失的盐分，推荐喝淡盐水或运动饮料。

📋 **易混淆的疾病**

容易与高温天气症状突显的脑梗死混淆。脑梗死通常在左侧或右侧一侧手脚出现异常。可尝试双臂水平侧展，如果一侧手臂不自主地往下掉，很有可能是脑梗死。

🧠 **脑梗死特有的症状**

面	只有半张脸（嘴周围）发麻、发痒。
手脚	左侧或右侧单侧手脚发麻。
口	口齿不清，无法顺畅表达。

🔍 **关键词**

热痉挛　运动或疲劳导致肌肉过劳，出现激烈收缩，多为左右对称发生。

手、腿 发麻

症状 **1** 睡觉等身体处于<u>静态时</u>，
手脚出现发麻或抽筋

症状 **2** 双脚同一部位阵阵发麻

发展阶段 | ★★☆

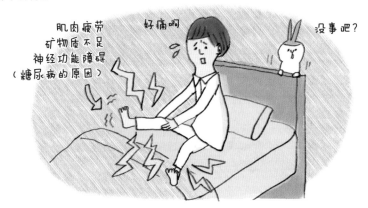

肌肉疲劳
矿物质不足
神经功能障碍
（糖尿病的原因）

好痛啊

没事吧？

病名 **糖 尿 病**

末梢神经集中的腿部症状更易突显

糖尿病患者中，有35%会出现"腿抽筋"的症状，这种现象与神经功能障碍有关。糖尿病引发血糖值持续保持高位后，感官神经、运动神经出现紊乱，引发肌肉萎缩（抽筋）。这一症状的特点是，在肌肉处于休息状态的夜间或身体静态时更高发。

其他症状

脚 | 腿

脚底触觉不灵敏，感觉好像隔着一层纸。

无法站直，闭眼后无法原地踏步。

原因

症状容易出现在腿部，是因为这一部位离大脑最远。神经功能出现障碍时，会最先反映在手脚尖上，再向躯干扩散。多为双腿相同部位同时抽筋。

小贴士

抽筋是指伴有疼痛感的痉挛，多发生在小腿上。患糖尿病时，腿抽筋会反复发作。

关键词

神经 | 强健的骨骼保护神经，以大脑与脊髓为中心向末端（手、脚）伸展，遍布全身。

易混淆的疾病

其他会引发抽筋的疾病还有高血压与动脉硬化，与糖尿病合称为"三大生活方式病"。

数据资料

发病年龄
40~60岁

发病率
11人中1人

就诊科室
内科 内分泌科

皮肤
自我检查

皮肤问题主要源自紫外线造成的损伤、年龄的增长、干燥等，也可受激素影响而引发。
还与黑色素细胞有着紧密关系。

老旧角质

色素细胞
（黑色素细胞）
位于基底层，受到紫外线的刺激会如阿米巴虫一样改变形状，并生成黑色素。这就是色斑的成因。

基底层
基底层会一直产生新细胞，细胞分裂并向外移动，最终来到表面变为死皮（角质）而脱落。

毛发

细胞
细胞存在于基底层。通过改变形状与样子，逐渐分化为成熟的角质层细胞，最终由皮肤的表面脱落。

角质层
表皮的最外层，角质是已死亡的表皮细胞，由蛋白质构成。

毛细血管
连接静脉与动脉的纤细血管，动脉输送营养与氧气，静脉运走二氧化碳。

神经

静脉

动脉

表皮层
皮肤的最外层，从上到下分别为角质层、颗粒层、棘细胞层和基底层。

真皮层
由胶原蛋白与纤维构成，确保皮肤的弹性。纤维衰老会形成皱纹。

皮下组织
皮肤的最深层，下面是骨骼或肌肉，由脂肪与纤维组成，其中贯通着血管与神经。

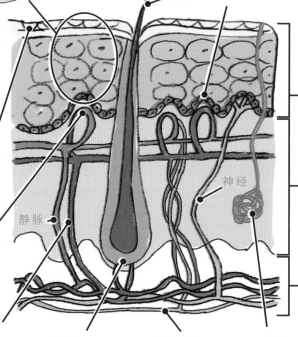

毛囊
包裹发根的组织，底部聚集着会生长为毛发的细胞。色素细胞也存在于毛囊中，为毛发附上颜色。

淋巴管
淋巴液在其中流动，回收人体不再需要的代谢废物并将其运走，分布于血管之间。

汗腺
分泌汗液的腺体，腺体部分在真皮层，可通过发汗调节体温。

CHECK 皮肤的类型（面部）

◎ OK

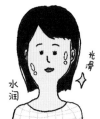

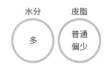

症状 ① **皮肤水润、有弹性**

症状 ② **T区稍稍泛油光**

水分：多　皮脂：普通偏少

持妆
T区以外很少脱妆。

中 性 皮 肤

水油平衡，弹性好，水润通透的皮肤。T区，尤其是皮脂容易积聚的鼻子周围会脱妆，没有其他皮肤问题。

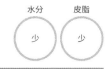

症状 ① **皮肤整体干燥、紧绷**

症状 ② **面颊、太阳穴起皮有白屑**

症状 ③ **眼周、嘴角有细纹**

水分：少　皮脂：少

持妆
涂过妆前乳，
妆面依然不服帖。

干 性 皮 肤

皮脂、水分均较少，干燥起皮，皮肤没有光泽。面颊和太阳穴一摸就会起白屑，这是皮肤因紫外线受损，皮肤表面细胞脱落所致。

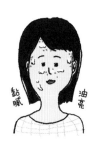

症状 ① **皮肤整体黏腻、出油**

症状 ② **面部因皮脂泛油光**

症状 ③ **容易长痤疮**

水分：多　皮脂：多

持妆
容易脱妆。

油 性 皮 肤

皮脂、水分均较多，面颊、鼻子、嘴部周围和额头等整张脸看起来泛着油光。肌理较粗，毛孔粗大，皮肤看起来比较脏，容易长痤疮和粉刺。

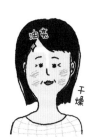

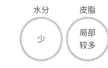

症状 ① **U区干燥，T区出油**

症状 ② **容易长痤疮**

症状 ③ **眼周、嘴角有细纹**

水分：少　皮脂：局部较多

持妆
洗脸后U区紧绷。

混 合 性 皮 肤

区域不同肤质不同，T区泛油光，但面颊干燥缺水。嘴角、眼周干燥，易长小细纹。较难区分，有时本人也不清楚自己是混合性皮肤。

症状
①
皮肤长出红色小疙瘩，
伴有瘙痒

症状
②
瘙痒持续数日，甚至
超过 1 周，冬季**高发**

发展阶段 ┃ ★★★

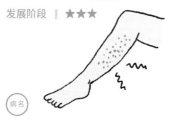

病名

湿 疹

皮肤科门诊中，湿疹患者约占七成。症状为皮肤长出小红疙瘩，发炎引发粗糙、瘙痒。急性发作时还伴有水疱，在湿度较低的秋冬季节症状会加剧。

(✐) 原因

与汗液、洗涤剂、紫外线、细菌、病毒、金属饰品等接触，致病原因多种多样。针对刺激性物质，皮肤出现了过度的炎症反应。

数据资料 ─────

(👤) 发病年龄　婴幼儿
(🕐) 发病率　　　—
(🩺) 就诊科室　　皮肤科

症状
①
皮肤表面长出红肿包块，
伴有瘙痒

症状
②
包块会在全身各处移动，
持续数小时或数日后消失

发展阶段 ┃ ★★★

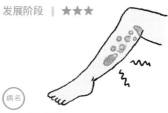

病名

荨 麻 疹

部分皮肤突然长出伴有瘙痒的红肿包块，特点是在几小时至数日内红肿包块会在全身各处移动或重新长出，形态各异，多为圆形或斑块状。

(✐) 原因

多为由乳制品、鱼类、肉类、贝壳类、蔬菜、水果等摄入的食物引发的过敏反应。其中，多由生鲜食物诱发。

数据资料 ─────

(👤) 发病年龄　20~50岁
(🕐) 发病率　　　5人中1人
(🩺) 就诊科室　　皮肤科

T 区
与
U 区

真不好意
思细问

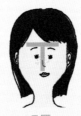

T 区

额头与鼻子组成的区域。容易干燥，不过鼻子周围也容易积聚皮脂。

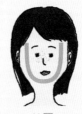

U 区

面颊与下颌组成的区域，环绕面部半圈。容易长痤疮，尤其是太阳穴附近与下颌需要特别注意。

皮
肤

粗
糙
、
瘙
痒

症状
❶ 脚后跟的皮肤粗糙、如石头一般坚硬

症状
❷ 出现开裂，疼痛出血，起白屑

发展阶段 ┃ ★★★

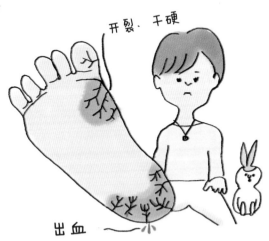

开裂、干硬

出血

(病名) **角 化 病**

为抵御刺激，皮肤增生变厚

皮肤（表皮）最外层的角质层变厚，尤其是脚后跟处的皮肤，变得十分干硬。这是角质内的皮脂与保湿因子不足，使得水分未能浸润细胞所致。变厚的部分会越来越干，严重时还会开裂、疼痛和出血。

⚕ 原因

皮肤为抵御外界刺激，角质变厚。主要刺激有穿挤脚的鞋子长时间走路（物理压迫）、紫外线照射等。承受体重的脚后跟尤其容易受到刺激。

📋 易混淆的疾病

常被认为只是干性皮肤而置之不理。另外，感染白癣菌也会引发角化病。

足癣 ▶ P139

数据资料

发病年龄
30岁以上

发病率

就诊科室
皮肤科

ℹ 其他症状

手、脚	脚
容易受刺激的手肘处、膝盖处皮肤变硬。	疼痛严重时，会寸步难行。

💬 小贴士

一部分皮肤变厚会隆起变成老茧，还有的皮肤变厚会嵌入皮肉内变为"鸡眼"。如果发展到会产生痛感时就应注意了。

🔍 关键词

老茧、鸡眼

老茧与鸡眼多为步行时平衡不佳、体重集中压在某一个点上等慢性压迫所致。

症状 ① 脚趾之间（特别是中指与无名指之间）发痒，脱皮、发红，渗出液体，甚至溃烂

症状 ② 足弓、脚侧面长出直径2~3mm的水疱

发展阶段 | ★★★

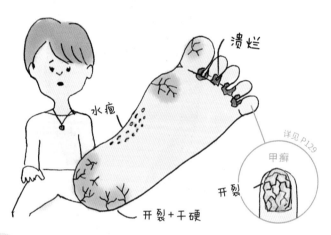

溃烂

水疱

详见 P129

甲癣

开裂

开裂+干硬

病名 足癣（脚气）

发臭并非因为足癣细菌

足癣是感染真菌之一的白癣菌在皮肤角质层寄生所引发的皮肤病。这一疾病9成在脚部发病。早期症状为皮肤的血管和神经受到刺激而发痒。皮肤开裂后会发红溃烂，或湿软发白。有时脚底或足弓处还会长出小水疱。

其他症状

指甲	手、脚
指甲发黄发白，色泽浑浊，变厚开裂（甲癣）。	脚后跟的皮肤干燥，变厚变硬（角化病）。

原因

足癣多为受他人传染，白癣菌附着后不会立刻感染，处于不卫生的状态下又未及时清除细菌，细菌在高温高湿的环境下会大量繁殖。一整天都穿着鞋不脱的人需要特别警惕。

小贴士

常说得了足癣会有脚臭，其实脚臭是因为随着白癣菌一同侵入角质层的葡萄球菌等其他菌群产生了腐败性物质。

关键词

90% 在脚部发病

易混淆的疾病

汗疱疹、念珠菌感染等与足癣一样，也会出现瘙痒和水疱，不易分辨。

数据资料

发病年龄
20~40岁

发病率
3人中1人

就诊科室
皮肤科

除了手脚，还会感染颈部造成脱毛，或感染身体皮肤引发红肿（小于1cm）和炎症。

皮肤

粗糙、瘙痒

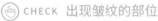 CHECK 出现皱纹的部位

额头 衰老 表情
眼部周围肌肉衰弱时，抬起上眼睑会使用额头的肌肉，从而产生皱纹。

眉间 衰老 表情
眉间长出的纵向皱纹。一直反复做相同的表情后，皱纹会逐渐定型。

山根 表情
山根处与双眼之间会出现水平细纹，这是表情肌产生的皱纹。

眼头 干燥
眼睛下面皮肤较薄，容易出现细纹。松弛后还会形成黑眼圈。

嘴唇上 干燥
抿嘴时出现放射状的小细纹，这是嘴唇周围容易干燥的区域。

眼尾 干燥 表情
干性皮肤的人眼尾尤其容易长细纹，细纹形似小鸟的脚印。

鼻翼两侧、嘴角
衰老 表情
俗称"法令纹"。因衰老，面颊肌肉松弛下垂引发。

面颊上部 衰老
因皮肤松弛，眼睛下方到苹果肌一带形成皱纹。这种皱纹与法令纹一样，是显老的罪魁祸首。

满脸皱纹啊

嘴角下 衰老
从嘴角一侧延伸到下颌。皮肤松弛是主要成因，嘴部活动时会更明显。

颈部 衰老
颈部皮肤较薄，是容易发生松弛和皱纹的部位。30岁后已经出现的皱纹会难以消除。

用手指将皮肤抻开，
皱纹消失

类型 **表 皮 皱 纹**

相反，如果抻开后仍有皱纹，说明这是深入真皮层的深皱纹。发展到这一阶段的皱纹，不论如何护肤都无法消除。

**皱纹产生的
3个阶段**

干燥→表情→衰老
30~40岁期间皱纹定型

皱纹会在20多岁时出现，最初是因干燥长出的小细纹。到了30岁，做出表情时细纹会逐渐固定，同时松弛会使表皮下的真皮层也形成皱纹。

症状 **皮肤干燥，出现
细纹**

发展阶段 ┃ ★☆☆

类型 **干 纹**

皮肤最外层（表皮）的角质层干燥缺水后起皱。皱起的部分挤在一起，形成小干纹。补充水分后，干纹看起来就不明显了。

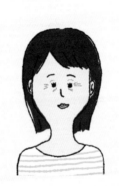

症状 **眼睑发沉，睁眼时额头与眉间形成皱纹**

发展阶段 ┃ ★ ★ ★

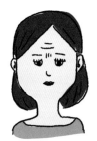

看起来好像总是在生气

病名

上 眼 睑 下 垂

眼周的眼轮匝肌下有一条负责抬升眼睑的肌肉（提上睑肌）。这一肌肉力量减弱时，会出现眼睛难以睁开的情况。于是，会代为使用额头的肌肉（额肌）来睁开眼睛，从而在额头与眉间形成皱纹。

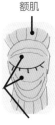

额肌

眼轮匝肌

数据资料

发病年龄　全年龄

发病率　—

就诊科室　眼科

症状 **含住吸管时，口鼻之间出现大量皱纹**

发展阶段 ┃ ★ ★ ★

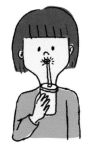

看起来显老

病名

硬 皮 病

皮肤或内脏变硬的疾病。变硬后的组织会变得干燥，抿嘴时出现大量皱纹。年龄增长也会使得嘴唇上面形成皱纹，但30~50岁就出现的话有可能是患上了硬皮病。

原因

硬皮病是胶原病的一种，免疫功能受到破坏后，会错误地攻击自体组织。皮肤与内脏的僵硬会在全身范围内出现。

数据资料

发病年龄　20~60岁

发病率　6500人中1人

就诊科室　(内科) 风湿免疫科

症状 **笑起来或发怒时产生皱纹**

发展阶段 ┃ ★ ★ ☆

类型 表 情 纹

做出表情时，沿着面部肌肉（表情肌）形成的皱纹。年过三十后，皮肤弹性变弱，皱纹变得难以消除，会渐渐固定下来。法令纹就是其中之一。

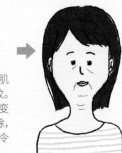

症状 **皮肤松弛，产生深深的皱纹**

发展阶段 ┃ ★ ★ ★

类型 衰 老 纹

皱纹深入到表皮下的真皮层。年龄增长后，构成真皮层的胶原蛋白与肌纤维变得脆弱，引发皮肤松弛。下垂的皮肤在脸上留下了深深的皱纹。

皮肤

皱纹

141

痣 | 分为良性肿瘤的痣和皮肤癌的一种恶性黑色素瘤。
恶性黑色素瘤恶化较快，早期发现十分重要。

◎ OK 痣

 形状

规整的圆形

一大特点是形状左右对称，有些痣会微微凸起，但基本呈圆形或椭圆形。

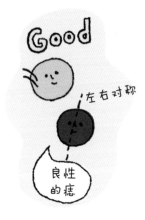

 颜色

颜色均匀，边界清晰

其中含有色素（黑色素），整颗痣颜色均匀，与周围皮肤颜色的边界十分清晰。

 大小

多为小痣，直径小于7mm

痣即便长大，直径也很少超过7mm。有些较大的痣如果从小就有，也无须担心。

良性的痣是黑色素细胞集中在皮肤局部形成的，不会突然转为恶性。

状态

有时上面还会长毛，不痒

色素细胞被激活后，有时可能会长毛。恶性的肿瘤会破坏周围的细胞来增殖，故不会长毛。

❗ WARNING 恶性黑色素瘤

 形状

左右不对称，形状各异

恶性的细胞会向各个方向增殖，因此形成的痣不对称、形状不规则，表面凹凸不平。

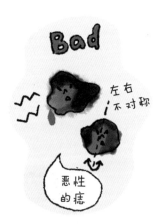

 颜色

呈棕色或黑色，深浅不一，向周围渗出

颜色向周围渗出，与周围肤色的分界线不明晰。隆起的部位颜色较黑，整体深浅不一。

 大小

直径超过6mm，在2~3个月内突然长大

如果大小超过6mm，或成年后新长出的痣并快速变大，就要提高警惕。恶性细胞的增殖非常迅速。

较难与良性的痣区别的是皮肤癌之一的"恶性黑色素瘤"，也叫黑色素瘤。

 状态

有痛感、痒感，有时会出血

症状发展后，表面会出现创口，有痛感或出血。但早期没有这类症状。

142

症状
1 脚底**长出形状不规则的痣**

症状
2 **2～3个月**内突然长大

发展阶段 | ★★★

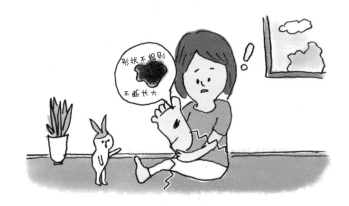

病名 **恶性黑色素瘤**（皮肤癌）

长在脚底，本人难以觉察

发生在皮肤表面（表皮）的一种皮肤癌。最初外观与痣类似，无痛感，很容易被忽视。在置之不理期间，恶性细胞会增殖变大，有不少患者在发现时已经出现转移。特别容易长在易受刺激的脚底与手掌的部位。

🖊 **原因**

色素细胞（黑色素）癌变引发，在黑色素含量较少的白种人中高发。主要原因被认为是紫外线照射，但外部受到刺激也与发病有一定关联性。

💊 **小贴士**

除了脚底、手掌，指甲下面也比较高发。如果指甲长出多条黑色纵线，应提高警惕。

📋 **易混淆的疾病**

很多患者误以为是普通的痣，结果最终确诊皮肤癌。可通过大小与颜色分辨（P142）。

数据资料

🧍 发病年龄
40～60岁

🕐 发病率
5万～10万人中1人

🩺 就诊科室
皮肤科

🧍 **其他症状**

四肢 | 在早期几乎没有痛或痒等感觉。

🔑 **关键词**

疼痛 | 症状恶化后会感到疼痛。这时，癌细胞往往已通过淋巴或血管转移到骨髓甚至神经上了。

皮肤

痣

部位	多见于颧骨上部以及太阳穴处
形状、大小	圆形，直径0.1~2cm
颜色	浅棕色，暴露在紫外线下颜色变深
状态	表面平坦，无隆起

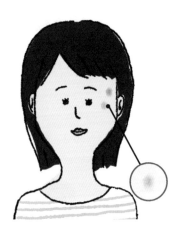

类型

老 年 性 色 素 斑

最常见的色斑。除了面部的太阳穴附近，手臂、手背、指甲也是高发部位。皮肤白的人或长时间在室外工作的人25岁后就会出现这种色斑。

原因

紫外线照射累积的损伤所致。成因是色素（黑色素）过量生成。

部位	在面颊、鼻周散布出现
形状、大小	斑点状，形状不规则、米粒大小
颜色	浅褐色，暴露在紫外线下颜色变深
状态	仿佛染在平整的皮肤上

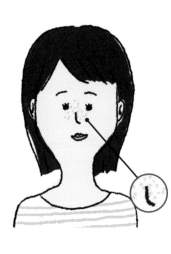

类型

雀 斑

褐色的斑点散布在鼻子与面颊上。特点是年龄增长后颜色会变浅，在春夏两季颜色会变深。

原因

主要受遗传因素影响。成因是色素（黑色素）过量生成。

3种晒伤类型

检查晒伤的皮肤

受到紫外线照射后，有的人皮肤细胞受损容易长色斑。虽然生成的黑色素能保护皮肤，但过量生成也会引发色斑。

症状 **很快变红，但不会变黑**

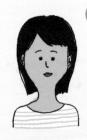

皮肤发红、感到刺痛是紫外线中的UVA波造成的。出现这一症状说明天生的黑色素生成能力较低，故UVA波深入真皮层，这是皮肤容易受损的类型。

部位	眼尾、太阳穴、面颊
形状、大小	圆形、椭圆形，直径0.1~3cm，微微隆起
颜色	棕色、黑色
状态	表面粗糙，日益增大，还会发痒

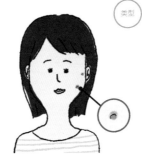

类型 **脂溢性角化病**

特点是像痣一样微微隆起，摸起来有些粗糙。年龄增长后手背上出现的褐色斑点就属于这一类型。

原因

色斑所在部位的角质层变厚隆起所致。

部位	痤疮、外伤的疤痕
形状、大小	随痤疮、外伤形状的不同而各异
颜色	棕色，半年到2年之间逐渐变浅
状态	仿佛染在皮肤上，颜色晦暗

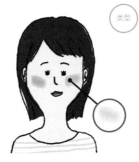

类型 **发炎后色素沉着**

因烫伤、痤疮等伤痕引起的色素沉着。特点是在挤破痤疮的部位、常与内衣摩擦的部位容易出现。

原因

伤痕引发炎症，炎症刺激引发色素大量生成。

部位	两侧颧骨附近，眼周不会长
形状、大小	多为蝶形斑片状，大范围出现
颜色	浅褐色
状态	左右对称出现

类型 **黄褐斑**

颧骨到太阳穴一侧左右对称地出现蝶形斑片。色斑颜色深浅均匀，但与周围皮肤的边界模糊。

原因

成因是雌性激素紊乱。多发于25~50岁的女性，尤其在产后高发。

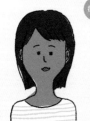

症状 **不发红，很快变黑**

容易长色斑的类型。黑色素生成能力较强，对细胞的保护力也更强。但与此相对，黑色素也更容易沉着。这一类型并非因紫外线刺激而长斑，而是天生就容易长色斑。

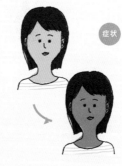

症状 **发红，几天后才变黑**

虽然比不上立刻变黑的人，但也属于容易长色斑的类型，有时开始发红后会出现炎症，炎症的刺激又进一步促进了黑色素的生成。

皮肤

色斑

CHECK

痤 疮 前 期

症状 ❶ **皮肤外观无异常，毛孔堵塞**

※ 无痛感

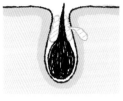

痤疮的前期阶段

长痤疮前，毛孔会被老旧角质、未卸除干净的彩妆等堵塞。

白 头 粉 刺

症状 ❷ **冒出直径 1~3mm 的白头**

※ 无痛感

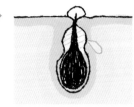

细菌正在滋生

毛孔堵塞后，其中的皮脂积聚而隆起。这时痤疮的致病菌（痤疮丙酸杆菌）开始滋生。

黑 头 粉 刺

症状 ❸ **毛孔被黑色污垢状物堵住**

※ 无痛感

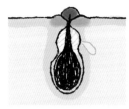

痤疮恶化的征兆

冒出黑头。白头粉刺中混入污垢，或皮肤中的皮脂接触空气氧化所致。

紫 红 痤 疮

症状 ❻ **患处形成青紫色肿胀硬块**

※ 有痛感

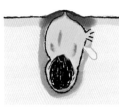

痤疮的最终阶段

硬块中是血液与脓液的混合物。皮肤表面青紫，高高隆起，摸起来像是硬邦邦的肿块。

黄 头 粉 刺

症状 ❺ **出现黄色脓包，痤疮周围皮肤红肿**

※ 有痛感

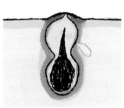

化脓

黄色的脓是与痤疮丙酸杆菌战斗的白细胞的遗骸。引发皮炎的细菌也在增殖，炎症扩散到毛孔周围。

红 肿 痤 疮

症状 ❹ **炎症诱发红肿**

※ 有痛感

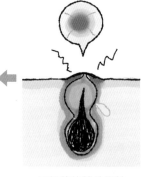

与细菌的战斗开始

滋生的痤疮丙酸杆菌诱发炎症，会疼痛或发痒。此时，白细胞正在与细菌战斗。

症状① 面颊、下巴长出许多**青春痘**

症状② 出现男性体征，
如**长出胡子、声音低沉**等

发展阶段 | ★★★

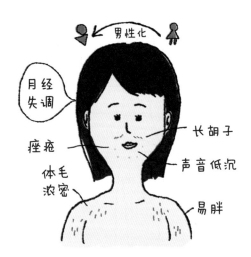

男性化

月经失调

长胡子

痤疮

声音低沉

体毛浓密

易胖

病名 多 囊 卵 巢 综 合 征（PCOS）

**每20名女性中就有1人会
出现男性化的现象**

无法正常排卵，引发不孕的疾病。有月经不来、月经间隔时间长等月经失调的症状。另外，血液中雄性激素含量异常增加，还会出现长痤疮、粉刺，小腿体毛浓密、长胡子、声音低沉等男性化现象。

数据资料

🎧 发病年龄　20~50岁

🕐 发病率　20人中1人

🩺 就诊科室　妇科

原因

激素分泌异常造成无法排卵，卵巢中积聚了大量不成熟的卵泡。另外，卵泡会分泌雄性激素，造成血液中的雄性激素含量上升。

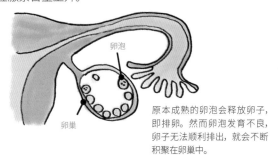

卵泡

卵巢

原本成熟的卵泡会释放卵子，即排卵。然而卵泡发育不良，卵子无法顺利排出，就会不断积聚在卵巢中。

关键词

雄性激素　雄性激素会促进皮脂分泌，导致角质层增厚（角化异常），这也是诱发痤疮的原因。

皮肤

痤疮

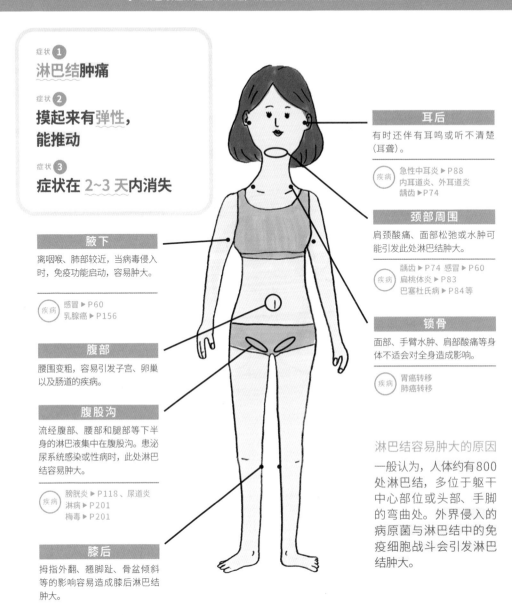

症状 **1**
淋巴结肿痛

症状 **2**
摸起来有弹性，能推动

症状 **3**
症状在 2~3 天内消失

腋下

离咽喉、肺部较近，当病毒侵入时，免疫功能启动，容易肿大。

疾病 感冒 ▶ P60
乳腺癌 ▶ P156

腹部

腰围变粗，容易引发子宫、卵巢以及肠道的疾病。

腹股沟

流经腹部、腰部和腿部等下半身的淋巴液集中在腹股沟。患泌尿系统感染或性病时，此处淋巴结容易肿大。

疾病 膀胱炎 ▶ P118、尿道炎
淋病 ▶ P201
梅毒 ▶ P201

膝后

拇指外翻、翘脚趾、骨盆倾斜等的影响容易造成膝后淋巴结肿大。

耳后

有时还伴有耳鸣或听不清楚（耳聋）。

疾病 急性中耳炎 ▶ P88
内耳道炎、外耳道炎
龋齿 ▶ P74

颈部周围

肩颈酸痛、面部松弛或水肿可能引发此处淋巴结肿大。

疾病 龋齿 ▶ P74 感冒 ▶ P60
扁桃体炎 ▶ P83
巴塞杜氏病 ▶ P84等

锁骨

面部、手臂水肿、肩部酸痛等身体不适会对全身造成影响。

疾病 胃癌转移
肺癌转移

淋巴结容易肿大的原因
一般认为，人体约有800处淋巴结，多位于躯干中心部位或头部、手脚的弯曲处。外界侵入的病原菌与淋巴结中的免疫细胞战斗会引发淋巴结肿大。

淋巴液的作用

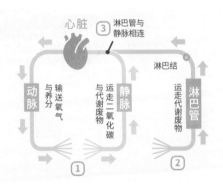

1 动脉送来氧气与养分，静脉运走二氧化碳和代谢废物。

2 静脉血未能带走的剩余二氧化碳和代谢废物由淋巴液代为运走。

3 淋巴结处理干净的体液（间质液）会从淋巴管输送回静脉。

症状 **1**
淋巴结变硬、肿大，触摸无法推动

症状 **2**
直径超过 1cm，无痛感

症状 **3**
包块的数量在短时间内增加

症状 **4**
肿胀持续，超过 1 周未消失

发展阶段 | ★★★

 病名 **恶 性 淋 巴 瘤**

癌变的淋巴球扩散到全身
恶性淋巴瘤是淋巴球癌变的产物。恶性的淋巴球会无限增殖，使得淋巴结出现瘤状肿胀。颈部、腋下、腹股沟等接近体表的淋巴结容易肿大，有时会在几周至数月间变大。通常没有痛感，随着病情的发展肿大扩散至全身，会出现发热、体重减轻、大量盗汗等全身症状。

原因
具体原因不明，推测与病毒感染、幽门螺杆菌等细菌感染，以及遗传因素有关。另外，恶性肿瘤转移到淋巴结时也会诱发。

小贴士
全身症状具体有持续出现37℃左右的低热、没有节食但半年体重减少5kg以上、每晚大量盗汗不得不更换睡衣等。

易混淆的疾病
与感染流感病毒后淋巴结发炎、由淋巴管堵塞引起的淋巴水肿等症状类似。

数据资料
发病年龄
全年龄
发病率
10万人中6~7人
就诊科室
内科 **血液内科**

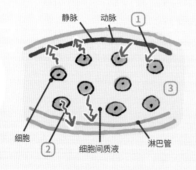

淋巴液
引发的水肿

静脉 动脉 ①
细胞 ② 细胞间质液 淋巴管 ③

1 动脉渗出的水分积在细胞之间(细胞间质液)。

2 淋巴液具有回收细胞间质液并输送回静脉的作用。

3 淋巴液流通不畅时，细胞间质液大量积聚，引发水肿(淋巴水肿)。

皮肤

淋巴结肿大

乳房与生殖器

自我检查

乳房、子宫、卵巢、外生殖器，
女性有许多特有的疾病。

要预防乳腺癌等乳房疾病的发展，
进行日常的自我检查至关重要。

另外，许多与子宫、卵巢相关的疾病都没有自觉症状。
如果出现月经失调或不规则出血，
请一定不要放任不管，务必提高警惕，
这很有可能是疾病所致。

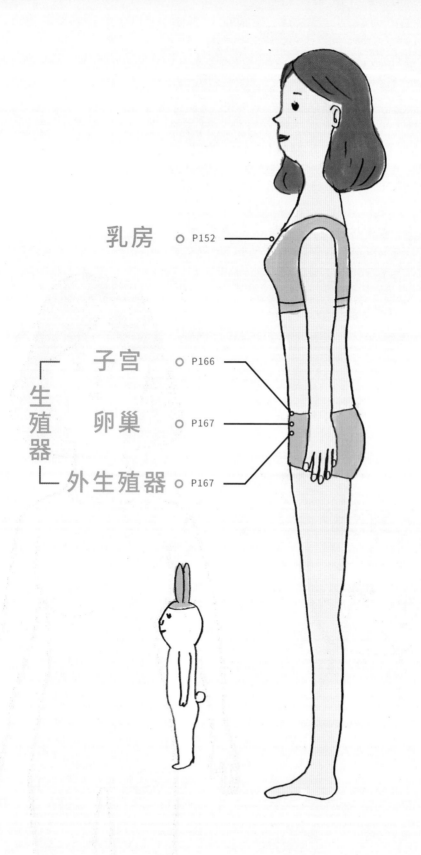

乳房　○ P152

子宮　○ P166

生殖器

卵巣　○ P167

外生殖器　○ P167

P152 乳房

P166 生殖器

乳房

自我检查

乳房由90%的脂肪和10%的乳腺组织构成。
大量的脂肪保护着分泌母乳的乳腺组织。
乳腺组织中有乳腺叶和乳腺导管等，
癌细胞会在这些部位生成。

腋窝淋巴结

淋巴结在全身均有分布，主要负责过滤由淋巴液输送来的代谢废物。腋窝与胸骨附近也有淋巴结，乳腺癌会率先转移到这些淋巴结上，然后向全身扩散。

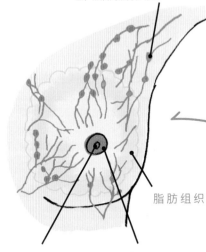

乳房

脂肪组织

乳头

母乳的出口，有15~20个乳腺导管开口，形状似莲蓬头。

乳晕

乳头周围的组织，有色素（黑色素）沉着，呈粉色、棕色或黑色。

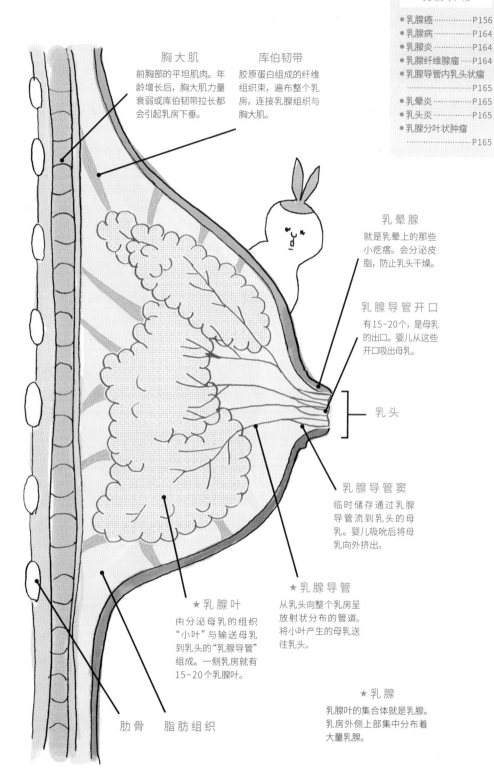

胸大肌
前胸部的平坦肌肉。年龄增长后，胸大肌力量衰弱或库伯韧带拉长都会引起乳房下垂。

库伯韧带
胶原蛋白组成的纤维组织束，遍布整个乳房，连接乳腺组织与胸大肌。

乳晕腺
就是乳晕上的那些小疙瘩。会分泌皮脂，防止乳头干燥。

乳腺导管开口
有15~20个，是母乳的出口。婴儿从这些开口吸出母乳。

乳头

乳腺导管窦
临时储存通过乳腺导管流到乳头的母乳。婴儿吸吮后将母乳向外挤出。

★乳腺叶
由分泌母乳的组织"小叶"与输送母乳到乳头的"乳腺导管"组成。一侧乳房就有15~20个乳腺叶。

★乳腺导管
从乳头向整个乳房呈放射状分布的管道。将小叶产生的母乳送往乳头。

★乳腺
乳腺叶的集合体就是乳腺。乳房外侧上部集中分布着大量乳腺。

肋骨　脂肪组织

153

乳房形状、大小的自我检查

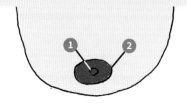

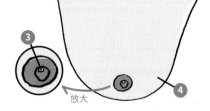

放大

症状
❶ 乳头、乳晕的颜色发黑

✐ 原因

色素(黑色素)沉着后自然发黑。皮肤上越敏感的部位越容易发黑,尤其是柔软的尖端部位乳头和乳晕受到刺激后,色素很容易沉着。

症状
❷ 乳晕较大

✐ 原因

抓挠、内衣摩擦的刺激、激素紊乱在造成发黑(色素沉着)的同时,有时还会使乳晕变大。

症状
❸ 乳头出现白色小粒物质

✐ 原因

可能是乳头长出了乳头腺瘤(良性肿瘤)。如果乳房没有问题,则可能是皮肤的问题。不论如何,请去医疗机构进行相关检查。

症状
❹ 胸部下垂

✐ 原因

支撑乳房的组织库伯韧带因年龄增长而拉长或胸大肌力量衰弱,引起胸部下垂。库伯韧带一旦拉长将无法复原。

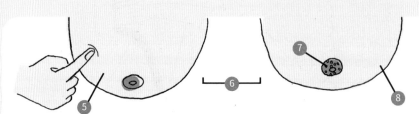

症状
❺ 左右胸大小有差异

✐ 原因

只用左右某一侧肌肉、不良姿势等引发。乳腺的发育、脂肪的附着方式也会造成乳房大小的差异。突然出现大小差异很可能是患上了乳腺癌。

症状
❻ 左右乳房外扩

✐ 原因

与胸部下垂一样,是库伯韧带拉长引起的。除了年龄增长,激素失调、不良姿势以及内衣不合身也会使乳房外扩。

症状
❼ 乳头皮肤粗糙

✐ 原因

乳头皮肤薄而敏感。抓挠、内衣摩擦等刺激有时会造成乳头的溃烂。月经前在激素的作用下,有时还会出现瘙痒。

症状
❽ 乳房太小

✐ 原因

"胸围÷身高"的所得在0.5~0.53之间就是标准大小。如果出现青春期过后胸部仍未发育,一侧乳房特别小或无月经的情况,必须去医疗机构进行相关检查。

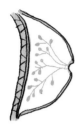

症状

⑨ 乳头向内侧凹陷

俗称"乳头内陷"，即乳头向内凹陷、不凸出。原因是乳腺、乳腺导管的发育不均衡等。此外，患乳腺癌时，乳头有时也会被癌变肿块牵拉而内陷。

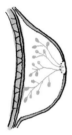

症状

⑩ 乳头短小，整体扁平

乳头扁平，与乳晕同高，学名为"扁平乳头"。这种情况下，污垢与分泌物容易堆积，形成不卫生的环境，从而引发乳腺炎症(乳腺炎)。

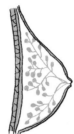

症状

⑪ 经期前乳房胀大

月经前，雌性激素之一的孕激素分泌旺盛。受此影响，乳腺叶胀大充血，因此会感到乳房胀鼓鼓的。

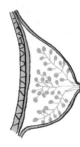

症状

⑫ 孕期乳房胀大

怀孕后，在激素的作用下，乳腺导管与乳腺叶增加，乳腺组织发达，为分泌母乳做好准备。因此乳房会有胀大的感觉。

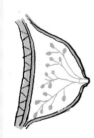

症状

⑬ 性成熟期(18~45岁)乳房胀大

雌性激素开始分泌后，乳腺组织发育。为了保护乳腺组织，脂肪开始增厚包裹，从而形成了圆润、丰满的乳房。

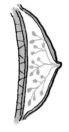

症状

⑭ 更年期(45岁以上)乳房缩小

随着年龄的增长，雌性激素的分泌减少，乳腺叶缩小，导致乳房整体变小。而库伯韧带拉长则会引起乳房下垂。

? 有关乳房的令人在意的疑问

Q 压迫胸部会导致癌细胞扩散吗？

乳腺钼靶检查(P160)时会夹住乳房，很多人担心这样做会让癌细胞扩散。其实，检查时的压迫力度不会引发癌细胞扩散。

Q 胸大更容易罹患乳腺癌吗？

乳房大小与乳腺癌的发病率无关。不过，乳房越大的人乳房脂肪越多，有时在自我检查中不容易发现异常。

乳房形状、大小的自我检查

乳房

疾病 / 01

症状
❶ 出现肿块，隔着衣物能摸到肿块

症状
❷ 肿块边缘模糊、无痛感，用手推不动

发展阶段 | ★★☆

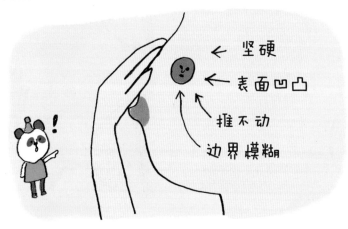

←坚硬
←表面凹凸
←推不动
←边界模糊

病名 **乳 腺 癌**

80%~90%的发现契机是察觉乳房内有肿块

乳腺导管与小叶等乳腺组织上长出的恶性肿瘤。如果发现能用手摸出来的肿块，可能其直径已经超过2cm。高发的区域是乳头上外侧，靠近腋下的部位。肿块摸起来好像石头，表面凹凸不平，按压几乎没有痛感。

数据资料

- 发病年龄　35~50岁
- 发病率　　11人中1人
- 就诊科室　妇科、乳腺科

🔍 **原因**

雌性激素中的雌激素分泌过多所致。此外，遗传因素与动物性脂肪摄入过量也是致病原因。

📋 **易混淆的疾病**

乳房出现的肿块有90%都是良性的。与恶性肿瘤不同，良性的肿块与周围组织的边界十分清晰，能够推动，按压后会移位。

👤 **其他症状**

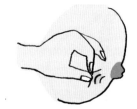

捏住肿块，其上面的皮肤会产生褶皱，形成类似酒窝的凹陷，这就是"酒窝征"。当乳腺癌发展到接近皮肤时，容易产生这种情况。

🔑 **关键词**

雌激素　怀孕时雌激素的分泌会受到抑制，没有生育史或生育次数较少的女性，罹患乳腺癌的风险会更高。

⚠ WARNING
这些症状也要注意！

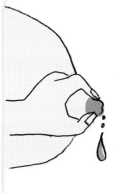

症状 ①
乳头流出透明或白色分泌物

捏住乳头，乳腺导管开口流出透明或白色的分泌物。激素分泌紊乱，或患不长肿块的非浸润性乳腺癌时还有可能会出血。

症状 ②
乳头出现凹陷或朝向出现偏差

受癌变组织的拉扯，乳头向内陷入。乳头位于乳晕中央，一般为稍稍向下。如果朝向出现偏差，也要提高警惕。

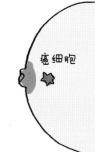

癌细胞

症状 ③
乳房皮肤凹陷

这是乳腺癌扩散至皮肤的状态。最初抬起手臂时能观察到，后来手臂下垂也能观察到凹陷。有时不用捏住肿块，皮肤也会自然地凹陷。

症状 ④
乳房肿胀，皮肤如橙皮一般，毛孔的小疙瘩清晰可见

肿瘤堵住了皮肤下面的淋巴管，淋巴液积聚使得皮肤隆起。毛孔在隆起皮肤的映衬下呈小坑状，形成了粗糙的小疙瘩。皮肤颜色也会变黄。

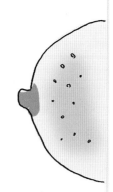

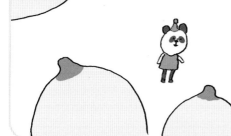

症状 ⑤
左右乳房大小不同，较为明显

如果短时间内出现左右两侧乳房大小差异巨大，应提高警惕。举起双臂就可观察到两侧大小是否存在差异。另外，肿瘤堵住血管引发充血，乳房还会发红。

乳腺癌的高发人群

👆 CHECK **30岁以上无生育史**

乳腺癌的发病原因是雌激素过量分泌。孕期雌激素的分泌会减少，故孕期可免受其影响。

👆 CHECK **初潮不满10岁，绝经在55岁之后**

月经在雌激素的作用下来潮。月经出现的时间越长，受雌激素影响的时间就越长。

👆 CHECK **首次生育在35岁后**

相较于首次生育不满35岁的人群，超过35岁者罹患乳腺癌的风险更高。原因是受雌激素影响的时间更长。

👆 CHECK **母亲、姐妹中有人罹患乳腺癌**

一般认为，乳腺癌发病受遗传因素的影响。近亲中有人罹患乳腺癌，则该人发病风险会提高两倍以上。

乳房异常

乳房

最容易出现
乳腺癌的
是外上象限

最容易出现乳腺癌的部位是乳头上到腋下的外上象限（53%），其次是内上象限（19%）与外下象限（14%）。乳腺癌发生在分泌并输送母乳的乳腺上，乳腺最集中的部位正是乳房的外上象限。

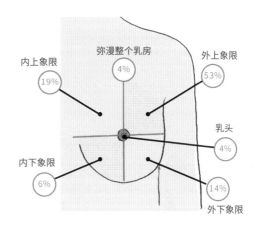

内上象限 19%　弥漫整个乳房 4%　外上象限 53%
乳头 4%
内下象限 6%　外下象限 14%

90%的乳腺癌
发生在乳腺导管

乳腺是由分泌母乳的"小叶"与将母乳输送到乳头的"乳腺导管"构成。有数据指出，超过90%的乳腺癌发生在乳腺导管（上皮细胞）上，只有约5%发生在小叶上。如果不及时治疗，癌细胞会扩散到乳腺导管外，向其他器官转移。

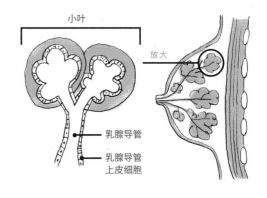

小叶　放大　乳腺导管　乳腺导管上皮细胞

DATA 1

女性癌症发病率中乳腺癌位列榜首

乳腺癌是女性罹患的癌症中发病率最高的。对不同部位癌症发病率的统计可知，乳房达21%，子宫与卵巢合在一起占9%。

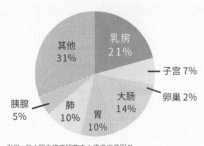

其他 31%　乳房 21%　子宫 7%　卵巢 2%　大肠 14%　胃 10%　肺 10%　胰腺 5%

引用：日本国立癌症研究中心癌症信息服务
"癌症统计"癌症罹患数（2016年）

DATA 2

每11名女性中就有1人患乳腺癌

乳腺癌的患者数、死亡人数连年增加。2016年患者达90000人，死亡人数达14000人，预计今后相关数值仍会不断上升。

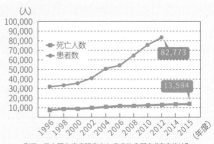

（人）
100,000
90,000
80,000
70,000
60,000
50,000
40,000
30,000
20,000
10,000

死亡人数　患者数　82,773　13,584

1996 1998 2000 2002 2004 2006 2008 2010 2012 2014 2015 （年度）

引用：日本国立癌症研究中心癌症信息服务"癌症统计"
癌症患者数、死亡人数（2016年）

乳腺癌的发病原理

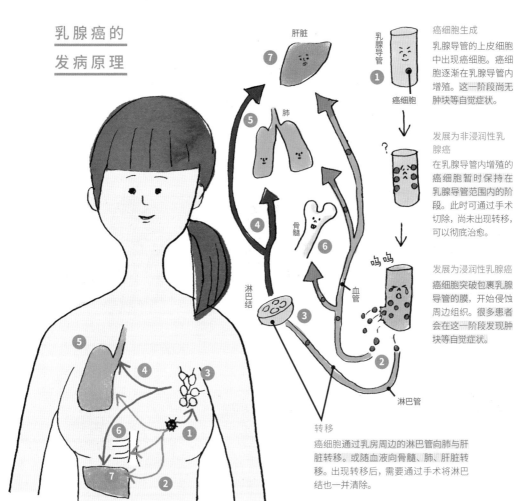

癌细胞生成

乳腺导管的上皮细胞中出现癌细胞。癌细胞逐渐在乳腺导管内增殖。这一阶段尚无肿块等自觉症状。

发展为非浸润性乳腺癌

在乳腺导管内增殖的癌细胞暂时保持在乳腺导管范围内的阶段。此时可通过手术切除，尚未出现转移，可以彻底治愈。

发展为浸润性乳腺癌

癌细胞突破包裹乳腺导管的膜，开始侵蚀周边组织。很多患者会在这一阶段发现肿块等自觉症状。

肝脏

肺

骨髓

淋巴结

血管

淋巴管

转移

癌细胞通过乳房周边的淋巴管向肺与肝脏转移。或随血液向骨髓、肺、肝脏转移。出现转移后，需要通过手术将淋巴结也一并清除。

DATA 3

乳腺癌发病率30岁起激增，在45岁达到峰值

胃癌、大肠癌、肺癌等癌症的发病率随着年龄不断提高，而乳腺癌则从20岁开始增多，30岁后激增，在45岁达到峰值。

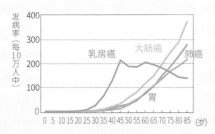

引用：日本国立癌症研究中心癌症信息服务
"癌症统计"癌症发病率数据资料（2012年）

DATA 4

乳腺癌细胞越大，病情发展越快

乳腺的癌变组织耗时10~20年才能长到直径约1cm大小，但之后长大、增殖的速度会快速提高。因此，早期癌变组织的发现至关重要。

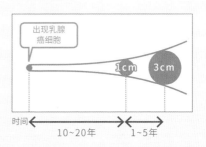

出现乳腺癌细胞

1cm   3cm

时间

10~20年   1~5年

乳房异常

乳房

通过3种检查方式早期发现乳腺癌

视、触诊

医生通过观察和触摸，确认自我检查中容易忽视的细微变化。视诊观察乳房有无变形、变色，触诊则判断有无肿块。

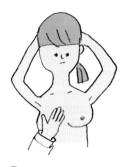

Q 能检查出什么？

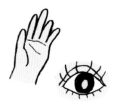

医生观察、触摸，确认其他检查容易忽视的腋下、乳头下等部位。

Q 难点是？

发现肿块等乳房异常时，无法确认异常组织具体的大小与性状。

Q 会痛吗？

只是由医生观察和触摸乳房，无痛感。

Q 孕期能做吗？

不使用专门的器械，无辐射，孕期也能放心检查。

乳腺钼靶检查

这是一种乳房专用的X光检查，能通过少量放射线检查出是否患有乳腺癌。用透明的板上下夹住乳房进行拍摄，然后通过影像诊断。

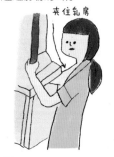

Q 能检查出什么？

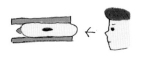

能发现癌变可能性较高的小块钙化组织（钙质沉淀所形成）。

Q 难点是？

影像中除了小肿块，乳腺也呈现白色，故肿块位于乳腺之中时不易分辨。

Q 会痛吗？

用仪器夹住乳房时会有痛感。建议在乳房不胀的月经后1周左右检查，能减少疼痛。

Q 孕期能做吗？

放射性较小，但如果已经怀孕，以防万一请咨询医生。

B超检查

用发出超声波的仪器检查乳房。检查时在乳房上涂一些耦合剂，然后将仪器贴在乳房上。没有X光那样的放射性。

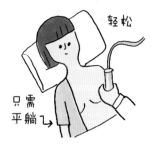

Q 能检查出什么？

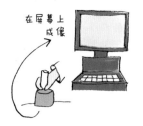

图像中乳腺为白色，而肿块呈黑色，非常适合乳腺发达的年轻女性检查有无肿块。

Q 难点是？

通过B超无法发现乳腺钼靶检查能查出的钙化组织。

Q 会痛吗？

检查时只需在皮肤上涂抹耦合剂后仪器贴住，无痛感。检查完将耦合剂擦去即可。

Q 孕期能做吗？

没有放射性，孕期女性也能放心检查。

选择适合自己的检查方式

个人体检

自行选择体检机构与项目的检查。不在医保范围内的项目需要自费，但自由度较高。

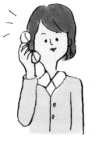

我想做一个乳腺癌的检查

Q 能选择哪些检查项目？

视、触诊、乳腺钼靶检查，B超检查均可，还可自由组合想做的项目。

Q 检查的频率与年龄是？

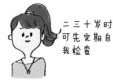

二三十岁时可先定期自我检查

可咨询医生后决定检查频率，不论几岁都能做检查。

Q 在哪里检查？

可根据医疗机构的规模、口碑等自行选择。

Q 费用是？

不同机构费用不同，请提前确认。

Q 如何获取相关信息？

可查阅体检机构的主页，或直接向心仪的机构咨询。

公司体检

公司绑定的健康保险或由公司统一安排的体检。多为固定时间段进行预约后接受检查。

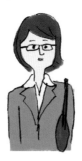

Q 能选择哪些检查项目？

不同的健康保险或保险公司提供的选择不同。

Q 检查的频率与年龄是？

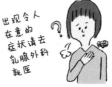

出现令人在意的症状请去乳腺外科就医

每年1次，不限年龄。不同公司会有不同的检查频率。

Q 在哪里检查？

公司或保险公司指定的医院、体检机构等。

Q 费用是？

不同的体检套餐价格不同，有的需要自行增项，可提前咨询清楚。

Q 如何获取相关信息？

可查阅保险公司或体检机构的主页、宣传单，或向相关负责人直接咨询。

居民体检

市、区、街道、村等辖区对本辖区内的居民提供的体检。大多有人数和时间限制，需要提前确认。

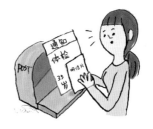

POST
通知 体检 33岁 明信片

Q 能选择哪些检查项目？

通常进行视、触诊与B超检查。

Q 检查的频率与年龄是？

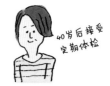

40岁后接受定期体检

2年1次，大多针对40岁以上女性。

Q 在哪里检查？

市、区、街道、村辖区指定的医院、医疗机构等。

Q 费用是？

会补贴一部分费用，一般价格都比较低。

Q 如何获取相关信息？

可查阅市、区、街道、村等辖区的宣传单。40岁以上的女性人群更应多多关注。

乳房异常

乳房

确诊为乳腺癌该怎么办

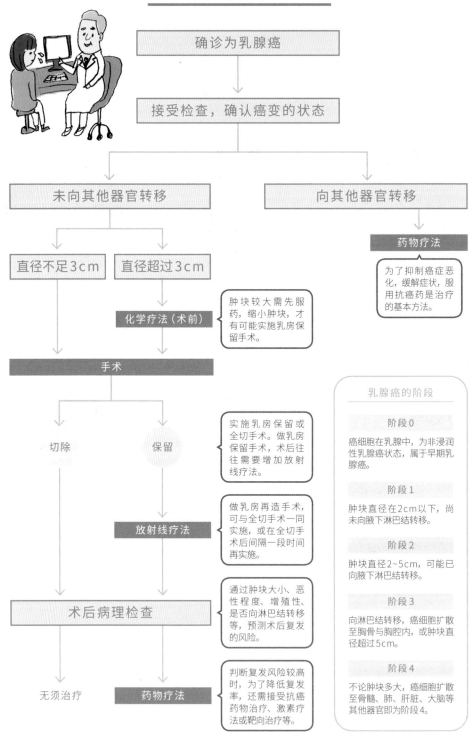

确诊为乳腺癌

↓

接受检查，确认癌变的状态

未向其他器官转移 | 向其他器官转移

向其他器官转移：

药物疗法

为了抑制癌症恶化，缓解症状，服用抗癌药是治疗的基本方法。

未向其他器官转移：

直径不足3cm | 直径超过3cm

化学疗法（术前）

肿块较大需先服药，缩小肿块，才有可能实施乳房保留手术。

手术

切除 — 保留

实施乳房保留或全切手术。做乳房保留手术，术后往往需要增加放射线疗法。

放射线疗法

做乳房再造手术，可与全切手术一同实施，或在全切手术后间隔一段时间再实施。

术后病理检查

通过肿块大小、恶性程度、增殖性、是否向淋巴结转移等，预测术后复发的风险。

无须治疗 — 药物疗法

判断复发风险较高时，为了降低复发率，还需接受抗癌药物治疗、激素疗法或靶向治疗等。

乳腺癌的阶段

阶段0

癌细胞在乳腺中，为非浸润性乳腺癌状态，属于早期乳腺癌。

阶段1

肿块直径在2cm以下，尚未向腋下淋巴结转移。

阶段2

肿块直径2~5cm，可能已向腋下淋巴结转移。

阶段3

向淋巴结转移，癌细胞扩散至胸骨与胸腔内，或肿块直径超过5cm。

阶段4

不论肿块多大，癌细胞扩散至骨髓、肺、肝脏、大脑等其他器官即为阶段4。

引用：《写给患者的乳腺癌诊疗指南（2016年版）》日本乳腺癌协会编著。

手术治疗

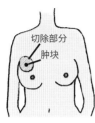

乳房保留手术
只切除癌变部分与其周边组织的乳房保留手术。保留乳头、乳晕，乳房不会出现较大的变形。

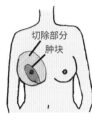

乳房全切手术
癌细胞扩散时需要切除整个乳房。不过，如今大多数治疗是通过服药先缩小肿块，再实施乳房保留手术。

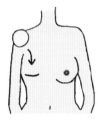

乳房再造手术
通过整形外科手术修复因手术而变形的乳房。可使用自体组织移植到胸部，也可植入人工乳房。

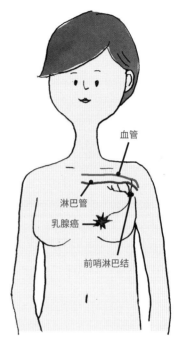

血管

淋巴管

乳腺癌

前哨淋巴结

🐾 **进阶小提示**
与手术一同进行的检查

前哨淋巴结活检
乳腺癌的癌细胞发生转移时，会率先侵入前哨淋巴结，因此会先摘除这部分淋巴结，检查是否存在转移。

🐾 **进阶小提示**
如果发生转移

腋窝淋巴结清扫
为了降低转移的风险，切除全部的腋下淋巴。不过近年来，除非发现明显的大规模转移，一般都避免采取这种手术。

药物疗法

抗癌药治疗
手术前为了缩小肿块，手术后为了杀灭残留的癌细胞，都会采用抗癌药进行治疗。抗癌药会伤害正常细胞，造成脱发、恶心等副作用。

激素疗法
为了抑制会令乳腺癌增殖的雌激素，需要长期服用激素抑制剂。

靶向治疗
瞄准令癌细胞增殖的异常物质(分子)，予以精准清除。这是不伤害正常细胞的治疗法。

放射线疗法

多配合乳房保留手术。出院后还可挂门诊接受治疗。用高能的放射线攻击、消灭残留的癌细胞，以防止复发与转移。复发风险较高时，在切除手术后也会进行这一治疗。

乳房异常

乳房

乳房疾病区分表

	肿块	分泌物
乳腺癌 ▶ P156	乳房长出坚硬、表面凹凸不平的肿块。无痛感	乳头流出透明、白色或带血的分泌物
乳腺病 ▶	乳房长出形状各异、柔软有弹性的肿块。月经前会疼痛、胀大	乳头流出透明或乳白色分泌物
乳腺炎 ▶	乳房长出有弹性的肿块,触摸可以推动。哺乳时有痛感	乳头流出棕色或黄色的分泌物
乳腺纤维腺瘤 ▶	乳房长出直径约2cm、形似玻璃珠且能够推动的肿块。乳房表面光滑有弹性,无痛感	—
乳腺导管内乳头状瘤 ▶	乳腺导管内出现较小的肿块,无自觉症状	乳头流出带血或发黄的分泌物
乳晕炎、乳头炎 ▶	—	乳头流出分泌物
乳腺分叶状肿瘤 ▶	乳房长出椭圆形、与周边组织边界清晰且稍硬的肿块。在数月间不断长大	—
高泌乳素血症 ▶ 185	—	乳头流出乳白色分泌物

疾病 / 02

乳 腺 病

由雌激素过量分泌引发的乳腺疾病。具有代表性的症状有乳房长出肿块(良性),一侧或两侧均可能长出。在雌激素分泌量增加的经前期症状明显。

高发人群
● 30~50岁

疾病 / 03

乳 腺 炎

首次生育的女性中常见的急性炎症。分娩后,乳腺分泌大量母乳,却无法顺畅排出,积聚在乳腺内,引发乳房炎症。会出现红肿,患处发热和疼痛。

高发人群
● 哺乳期女性

疾病 / 04

乳 腺 纤 维 腺 瘤

乳房内纤维组织与乳腺增生,长出肿块(良性)。在乳房内可推动,可能只有1个,也可能同时长出多个。常见于青春期,由雌激素分泌过量引发。

高发人群
● 12~40岁

肿胀	皮肤问题	其他
乳头出现类似溃烂的红肿。有时乳房也会肿胀	乳房皮肤凹陷。脸部皮肤粗糙，毛孔粗大	早期的自觉症状为肿块与分泌物。出现皮肤问题时病情往往已经发展了一段时间
乳腺变硬，肿胀疼痛	乳房皮肤溃烂或出现肿胀	常会长出多个肿块
乳房红肿疼痛，患处发热	皮肤有时会发红或变厚	严重时会引发头痛、发热、关节痛
—	—	少数情况下，两侧乳房均有发病
—	—	往往与乳腺病一同发病
乳头或乳晕肿胀，溃烂瘙痒	乳头或乳晕的皮肤异常干燥	两侧乳房往往同时发病
—	乳房的皮肤如充血般变红	随着肿块长大，乳房变形
—	因激素失调，容易长痤疮	还会引发偏头痛和恶心等症状

疾病 / 05

乳 腺 导 管 内 乳 头 状 瘤

在母乳的通道——乳腺导管内壁长出肿块（良性）。主要的自觉症状是乳头流出分泌物。分泌物量不一，少则弄脏内衣，多则如母乳般涌出。一般认为患此病会增加今后罹患乳腺癌的风险。

高发人群
● 40~60岁且无生育史者

疾病 / 06

乳 晕 炎 、 乳 头 炎

皮脂会保护乳晕和乳头，防止干燥。皮脂的分泌减少，会引发湿疹与瘙痒。常见的情况是病患无意识地抓挠，引发恶化。细菌感染抓挠的创口而化脓。多在两侧乳房同时出现。

高发人群
● 干性皮肤、乳头内陷（P155）的人

疾病 / 07

乳 腺 分 叶 状 肿 瘤

特点是肿块呈分叶状，快速长大。有的病患肿块数月就长到直径10cm以上，引发肉眼可见的乳房形状、大小变化。有恶性、良性之分，不论哪一种都需要手术切除。

高发人群
● 30~60岁

乳房异常

乳房

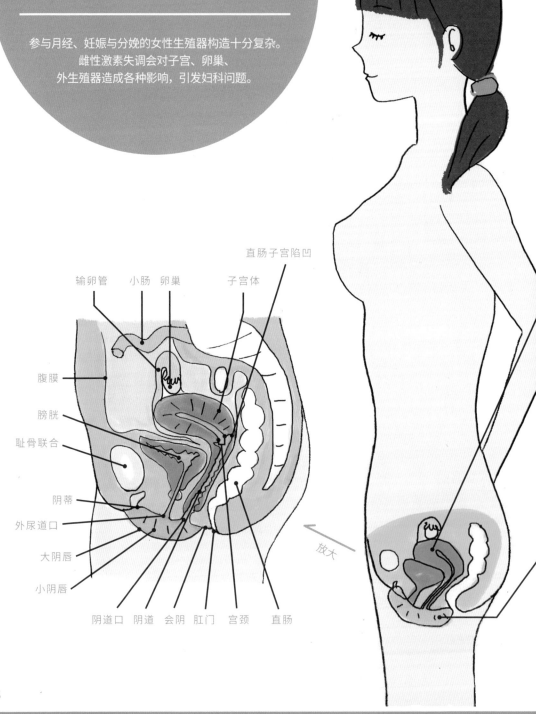

生殖器

自我检查

参与月经、妊娠与分娩的女性生殖器构造十分复杂。
雌性激素失调会对子宫、卵巢、
外生殖器造成各种影响，引发妇科问题。

直肠子宫陷凹

输卵管　小肠　卵巢　　子宫体

腹膜

膀胱

耻骨联合

阴蒂

外尿道口

大阴唇

小阴唇

放大

阴道口　阴道　会阴　肛门　宫颈　　直肠

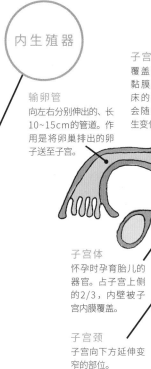

内生殖器

输卵管
向左右分别伸出的、长10~15cm的管道。作用是将卵巢排出的卵子送至子宫。

子宫内膜
覆盖子宫内壁的黏膜，受精卵着床的地方。厚度会随生理周期发生变化。

卵巢
子宫两侧伸出的拇指大小的器官，负责分泌雌性激素和排卵。

输卵管伞
输卵管最外侧的部分，会用其伞状结构捕捉卵巢排出的卵子。

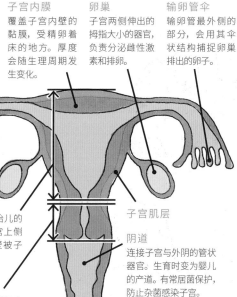

子宫体
怀孕时孕育胎儿的器官。占子宫上侧的2/3，内壁被子宫内膜覆盖。

子宫颈
子宫向下方延伸变窄的部位。

子宫肌层

阴道
连接子宫与外阴的管状器官。生育时变为婴儿的产道。有常居菌保护，防止杂菌感染子宫。

阴道口

外生殖器
（外阴）

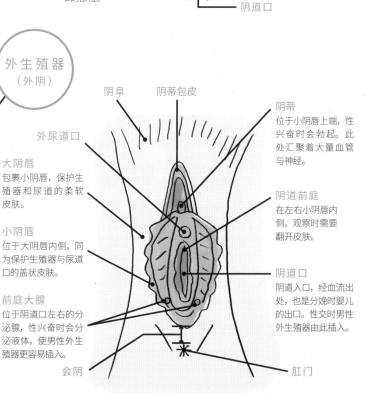

阴阜

阴蒂包皮

外尿道口

大阴唇
包裹小阴唇，保护生殖器和尿道的柔软皮肤。

小阴唇
位于大阴唇内侧，同为保护生殖器与尿道口的盖状皮肤。

前庭大腺
位于阴道口左右的分泌腺，性兴奋时会分泌液体，使男性外生殖器更容易插入。

会阴

阴蒂
位于小阴唇上端，性兴奋时会勃起。此处汇聚着大量血管与神经。

阴道前庭
在左右小阴唇内侧，观察时需要翻开皮肤。

阴道口
阴道入口，经血流出处，也是分娩时婴儿的出口。性交时男性外生殖器由此插入。

肛门

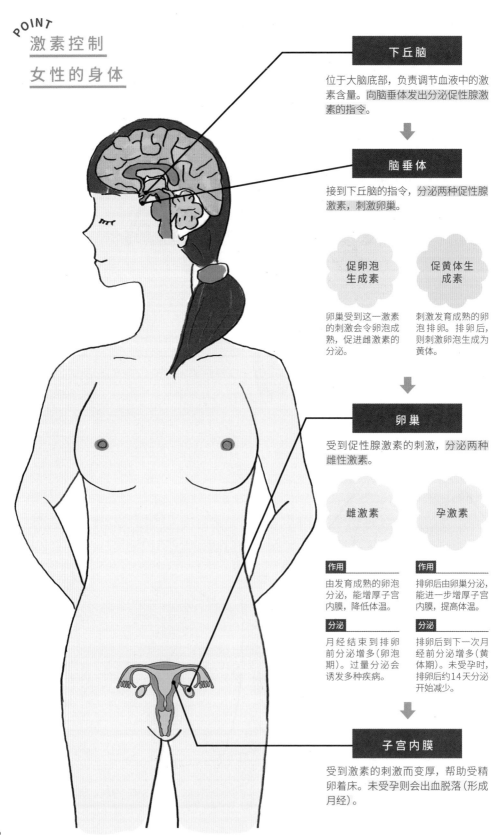

POINT
激素控制
女性的身体

下丘脑

位于大脑底部，负责调节血液中的激素含量。向脑垂体发出分泌促性腺激素的指令。

↓

脑垂体

接到下丘脑的指令，分泌两种促性腺激素，刺激卵巢。

促卵泡生成素

卵巢受到这一激素的刺激会令卵泡成熟，促进雌激素的分泌。

促黄体生成素

刺激发育成熟的卵泡排卵。排卵后，则刺激卵泡生成为黄体。

↓

卵巢

受到促性腺激素的刺激，分泌两种雌性激素。

雌激素

孕激素

作用 —————

由发育成熟的卵泡分泌，能增厚子宫内膜，降低体温。

分泌 —————

月经结束到排卵前分泌增多（卵泡期）。过量分泌会诱发多种疾病。

作用 —————

排卵后由卵巢分泌，能进一步增厚子宫内膜，提高体温。

分泌 —————

排卵后到下一次月经前分泌增多（黄体期）。未受孕时，排卵后约14天分泌开始减少。

↓

子宫内膜

受到激素的刺激而变厚，帮助受精卵着床。未受孕则会出血脱落（形成月经）。

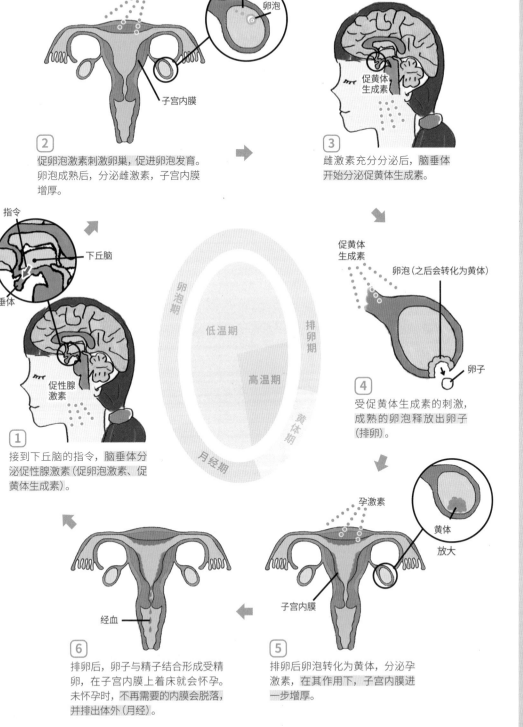

促性腺激素

卵巢
卵泡

子宫内膜

2 促卵泡激素刺激卵巢, 促进卵泡发育。卵泡成熟后, 分泌雌激素, 子宫内膜增厚。

促黄体生成素

3 雌激素充分分泌后, 脑垂体开始分泌促黄体生成素。

指令

下丘脑

脑垂体

促性腺激素

1 接到下丘脑的指令, 脑垂体分泌促性腺激素 (促卵泡激素、促黄体生成素)。

卵泡期

低温期

排卵期

高温期

黄体期

月经期

促黄体生成素

卵泡 (之后会转化为黄体)

卵子

4 受促黄体生成素的刺激, 成熟的卵泡释放出卵子 (排卵)。

孕激素

黄体

放大

子宫内膜

5 排卵后卵泡转化为黄体, 分泌孕激素, 在其作用下, 子宫内膜进一步增厚。

经血

6 排卵后, 卵子与精子结合形成受精卵, 在子宫内膜上着床就会怀孕。未怀孕时, 不再需要的内膜会脱落, 并排出体外 (月经)。

女性身体
周而复始的28天

		第1天	2	3	4	5	6	7	8	9	第10天	11	12

月经期　　　　　卵泡期

子宫　　卵巢

卵泡
卵巢

在促卵泡激素的刺激下，卵巢中的卵泡发育

月经周期 ＞ 本次月经开始日到下一次月经开始日为一个周期。平均为28天，25~38天为正常范围。

脑垂体分泌激素 ＞ 两种促性腺激素（促卵泡激素、促黄体生成素）刺激卵巢。

促黄体生成素
促卵泡生成素

促卵泡生成素刺激卵巢

卵巢分泌激素 ＞ 雌激素与孕激素。卵巢受促性腺激素的刺激而分泌。

雌激素
孕激素

成熟的卵泡分泌雌激素

基础体温 ▶P172 ＞ 月经期到排卵为低温期，排卵后进入高温期。

月经中，孕激素的分泌减少，体温降低

← 低温期 →

白带的状态 ▶P180 ＞ 黏液与阴道分泌液的混合物。保持阴道湿润，防止细菌滋生。

月经后白带量较少，质地较稀。越接近排卵，白带越多

身体状态 ＞ 在激素分泌量与体温的影响下，身体状态会出现较大波动。

1个月中最稳定的时期。代谢提高，活力十足

心理状态 ＞ 随着身体状态的变化，心理状态在各时期也有所不同。

心情平和，干劲和专注力提升

皮肤状态 ＞ 皮肤状态受雌激素分泌量的影响。

皮肤状态最好的时期，皮肤水润弹性有光泽

体重 ＞ 随着激素的分泌，体温、代谢会发生变化，体重也随之增减。

← 易瘦期 →
易瘦，减肥容易出效果

妊娠 ＞ 把握排卵的时机，可以提高怀孕的概率。

可能怀孕的时期

		第1天	2	3	4	5	6	7	8	9	第10天	11	12

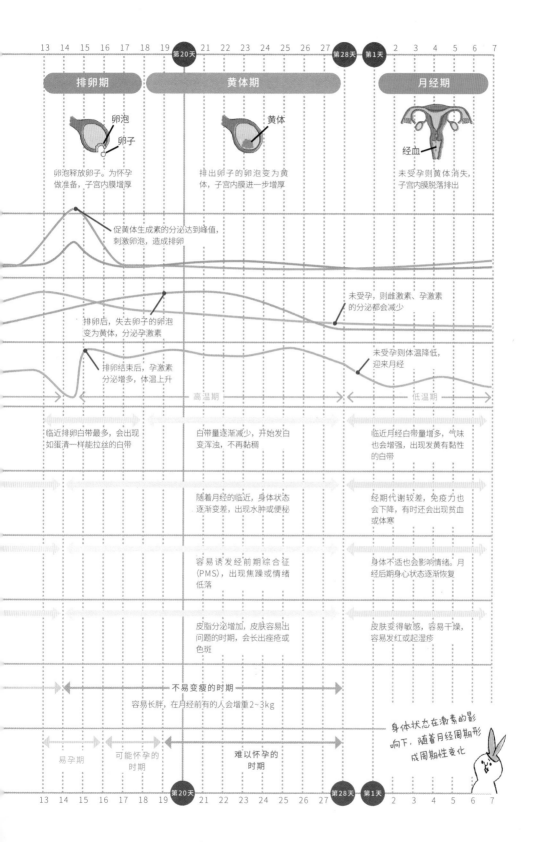

CHECK 体温自我检查

CHECK 量体温的方法

在枕边准备体温计，每天早晨醒来后直接含入口中测量。推荐使用能反映0.3~0.5℃变化的女性专用体温计。

1 早晨醒来测量
最佳做法是每天早晨同一时间测，起床时间不一致时也应测量记录。

2 测量时保持平躺
测量时起床或活动身体，将无法测得准确的基础体温。

3 用体温计接触舌头背面

中央的筋（舌小带）　接触位置

用体温计接触舌头背面中央舌小带左侧或右侧。如果在舌头上面测量，会出现0.04~0.1℃的偏差。

把握"下一次月经什么时候来"

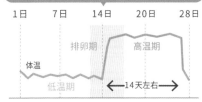

低温期与高温期均为14天左右，月经开始日起进入低温期，排卵后进入高温期。因此一般来说月经在排卵后的14天左右来。

把握"身体状态的好与坏"

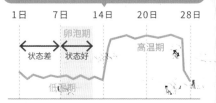

月经后的卵泡期是28天周期中身体状态最好的时期，也是身心最稳定的时期。临近月经，身体状态会逐渐变差，经期代谢与免疫力均会下降。

把握"是否排卵"

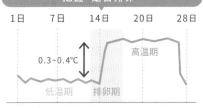

低温期转向高温期就是排卵时间。在一两天中，体温会出现0.3~0.4℃的差异。未出现体温差，分不出低温、高温的情况，有可能是无排卵的状态。

把握"易孕期"

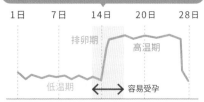

排卵日前后是最容易怀孕的时期。不过当月经周期紊乱、身体状态不佳或卵巢功能出现问题时，排卵日会延后。

把握"是否怀孕"

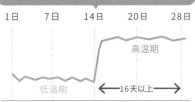

怀孕后，在孕激素的作用下，高温期会持续16天以上。当高温期持续超过21天，且无月经来潮，受孕的可能性则更高。

把握"是否出现围绝经期综合征"

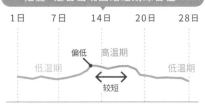

临近围绝经期时月经周期会变短，高温期缩短。进入围绝经期后，如上图所示，高温期与低温期的温差消失，低温期会长时间持续。

基础体温表的填写方法

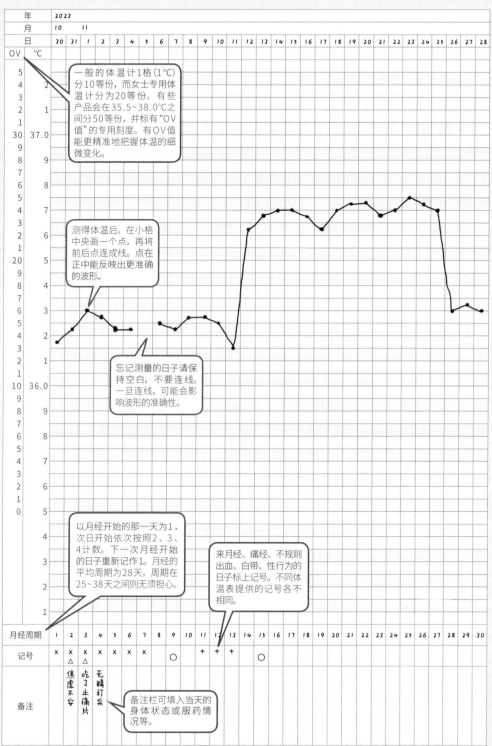

一般的体温计1格（1℃）分10等份，而女士专用体温计分为20等份。有些产品会在35.5~38.0℃之间分为50等份，并标有"OV值"的专用刻度。有OV值能更精准地把握体温的细微变化。

测得体温后，在小格中央画一个点，再将前后点连成线。点在正中能反映出更准确的波形。

忘记测量的日子请保持空白，不要连线。一旦连线，可能会影响波形的准确性。

以月经开始的那一天为1，次日开始依次按照2、3、4计数。下一次月经开始的日子重新记作1。月经的平均周期为28天，周期在25~38天之间则无须担心。

来月经、痛经、不规则出血、白带、性行为的日子标上记号。不同体温表提供的记号各不相同。

备注栏可填入当天的身体状态或服药情况等。

记号：来月经×　痛经△　不规则出血▲　性行为○　白带量：少+、一般++、多+++

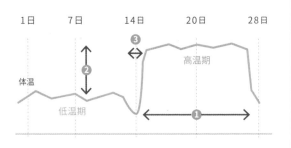

◎ OK 正常体温

1 高温期**持续约14天**

2 低温期与高温期明显

※ 存在0.3~0.5℃的温差

3 低温期与高温期之间
过渡较快

※ 1~2天完成过渡

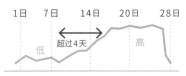

症状 **1**

**过渡到高温期用时超过4天，
期间体温阶梯型上升，过渡不顺**

（疾病）　卵巢功能低下 ▶ P184
　　　　黄体功能不足 ▶ P184
　　　　高泌乳素血症 ▶ P185

过渡耗时超过4天，通常是体寒、血流不
畅导致体温上升能力减弱引起的。此外，
出现排卵障碍、泌乳素过量分泌或白带较
少，有可能是卵泡发育不充分所致。

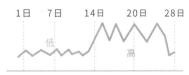

症状 **2**

**体温分为两段式，但波动剧烈，
呈锯齿形**

（疾病）　经前期综合征 ▶ P182
　　　　高泌乳素血症 ▶ P185

体温一上一下，波动剧烈。心理疲劳无法
消除或持续睡眠不足时会出现这种体温波
动。这种情况下，经前期的不适往往会加剧。
泌乳素分泌过量也可能导致这种情况。

WARNING! 无排卵

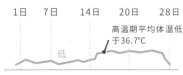

高温期平均体温低
于36.7℃

症状 **3**

**无法明显区分低温期与高温期，
二者温差小于0.3℃**

（疾病）　卵巢功能低下 ▶ P184
　　　　无排卵症 ▶ P184
　　　　多囊卵巢综合征 ▶ P185
　　　　高泌乳素血症 ▶ P185

因卵巢功能低下等原因，可能未能排卵。
让体温上升的孕激素分泌不足。一般认为
在这种情况下，子宫内膜的状态也未达到
怀孕所需的标准。

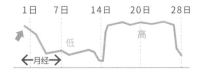

症状 **4**

经期体温一度下降

（疾病）　卵巢功能低下 ▶ P184
　　　　黄体功能不足 ▶ P184
　　　　子宫内膜异位症 ▶ P192

这可能是血流不畅所致。经血排出受阻，
会对卵泡发育、排卵、黄体功能产生不良
影响。在此基础上，如果出现不止两天流
出血块的情况，很可能是患上了子宫内膜
异位症。

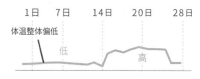

症状 **5**

低温期与高温期有区分，
但体温整体偏低

(原因) 低体温体质

一般认为，高温期的理想体温为36.7~37.0℃。即使达不到这个体温，只要与低温期存在0.3℃以上的温差就没问题。不过，体温在35~36℃之间甚至更低的人血液循环不佳，基础代谢也会偏低。

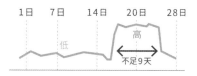

症状 **6**

进入低温期体温下降较少，
与高温期温差小于0.3℃

(原因) 雌激素分泌偏少

一般低温期的体温为36.2~36.4℃。如果低温期体温偏高，与高温期的温差不足0.3℃就要注意了。这是具有降低体温作用的雌激素分泌偏少所致。这种情况下卵泡发育不良，可能引发不孕。

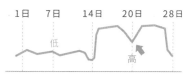

症状 **7**

高温期体温不稳定，
期间体温出现下降

(疾病) 黄体功能不足 ▶P184

可能是孕激素分泌不足所致。孕激素能增厚子宫内膜，打造易孕体质。换言之，其分泌不足会导致不易受孕。推测原因是排卵前卵泡还未充分发育。

症状 **8**

高温期偏短，不足9天

(疾病) 黄体功能不足 ▶P184

排卵后分泌的孕激素能提高体温，因此排卵后会进入高温期。高温期短意味着孕激素分泌量不足，月经也会比预期时间更早来潮。

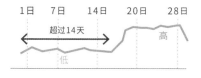

症状 **9**

低温期偏长，超过14天

(原因) 低体温体质

低温期延长时，只要高温期能持续14天就没有问题。不过，这也可能是体寒使子宫功能低下所致。有时随着年龄的增长，也会出现低温期延长的情况。这时月经周期整体也会延长。

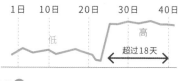

症状 **10**

未受孕，但高温期持续超过18天

(原因) 黄体依存症

没有受孕，高温期却出现延长的状态被称为黄体依存症。一般孕激素发挥作用的时间为12~16天，黄体依存症会造成作用期限延长。黄体依存症没有被认定为疾病，不过高温期变长后月经周期也会延长。

※泌乳素是能够促进雌激素分泌的激素。

生殖器

月经周期

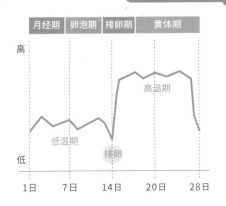

| 月经期 | 卵泡期 | 排卵期 | 黄体期 |

高温期

低温期

排卵

◎ OK 正常月经

平均28天 ※25~38天均为正常

月经周期平均为28天，期间体温出现低温期与高温期，各14天。每个人分泌激素的时间有所不同，一般周期在25~38天都是正常的。

WARNING! 无排卵
症状 **周期太短** 不足24天
※1个月内出现2次月经

月 经 频 发

月经周期不足24天，可能是孕激素分泌减少使得黄体期缩短，或卵巢功能低下，未成功排卵所致。

疾病 卵巢功能低下 ▶P184
无排卵症 ▶P184
黄体功能不足 ▶P184

WARNING! 无排卵
症状 **周期太长** 超过39天
※1年只来几次月经

月 经 稀 发

两次月经的间隔超过39天。无排卵时，甚至会出现无月经的情况。有时周期较长，但只要正常排卵就无须担心。可通过测量体温确认是否排卵。

疾病 卵巢功能低下 ▶P184
无排卵症 ▶P184
多囊卵巢综合征 ▶P185

经期长短

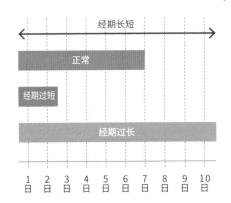

经期长短

正常

经期过短

经期过长

| 1日 | 2日 | 3日 | 4日 | 5日 | 6日 | 7日 | 8日 | 9日 | 10日 |

◎ OK 正常经期

3~7天

经期长短存在个体差异，一般3~7天为正常范围。不过判断时还应参考月经量的情况（P177）。例如，经期超过8天，但整体的出血量不多，就无须担心。

症状 **经期过短** 不足2天

经 期 过 短

除了激素分泌异常，还可能是患上了甲状腺的疾病。甲状腺分泌的激素具有促进卵泡发育的作用。甲状腺出现问题，也会引发经期过短。

疾病 黄体功能不足 ▶P184
桥本甲状腺炎、巴塞杜氏病 ▶P84

WARNING! 无排卵
症状 **经期过长** 超过8天

经 期 过 长

最常见的原因是激素分泌异常引发无排卵。此外，经血中混有形似猪肝的血块或出现行经腹痛，还可能是子宫出现问题。

疾病 卵巢功能低下 ▶P184
无排卵症 ▶P184
子宫内膜癌 ▶P188 子宫肌瘤 ▶P193
子宫息肉 ▶P195 子宫内膜炎 ▶P195

经血量

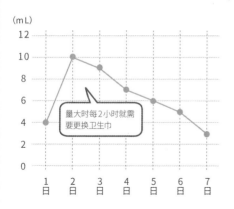

(mL)

量大时每2小时就需要更换卫生巾

◎ OK 正常经血量

20~140mL

经血中，除了血液还有宫颈的黏液等物质。在整个经期的前两天内，会排出约80%的血液。因此，经血量与颜色会随着时间发生变化。

 WARNING! 无排卵

症状 **经血量过少** ┥ 不足20mL

※ 在经期的第2~3天经血量也很少，甚至一整天都不需要更换卫生巾

月 经 过 少

可能是子宫发育不全、子宫内膜发育不全或子宫内膜萎缩等子宫的异常所致。此外，也可能是卵巢功能低下，使得激素分泌减少，引发黄体功能不全或无排卵。

疾病 卵巢功能低下 ▶P184
无排卵症 ▶P184
黄体功能不足 ▶P184

 经血量过多 ┥ 超过140mL

※ 量大到1小时内需多次更换卫生巾

月 经 过 多

可能是子宫内膜长到子宫以外的部位，子宫的肌肉长出瘤状肿块，或子宫内膜长出息肉等子宫的异常所致。也可能是激素分泌过剩引发。

疾病 子宫内膜癌 ▶P188
子宫内膜异位症 ▶P192
子宫肌瘤 ▶P193 子宫息肉 ▶P195

经血颜色、性状

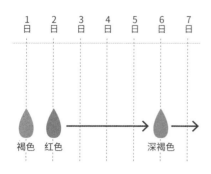

褐色　红色　　　　　　深褐色

◎ OK 正常颜色、性状

颜色暗红、稍带黏性

经血的颜色会随着时间的推移发生变化。刚开始时流出褐色血水，这是上一次月经残留的经血氧化形成的。月经中期为暗红色，结束前又会变回深褐色。

症状 **质地像**血水**，呈淡粉色**

原因 **贫血**

比普通的经血颜色浅，呈粉色、朱红色，有可能是贫血引发缺铁所致。这种情况下，还会出现经血质地像水的情况。

症状 **呈棕色，黏稠结块**

原因 **子宫疾病**

棕色、黑色是血液氧化造成的。经期以外出现出血、经量大(不止两天流出血块)有可能是子宫内部组织受损。

疾病 子宫内膜癌 ▶P188　卵巢癌 ▶P190
子宫内膜异位症 ▶P192
子宫肌瘤 ▶P193

月经自我检查

生殖器

177

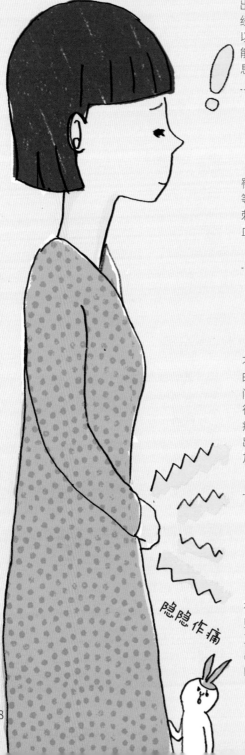

CHECK
不规则出血
自我检查

危险
CHECK.01
出现褐色白带

出现带血的褐色白带。在月经周期中则无妨，如果经期以外出现这种情况，则有可能是罹患子宫内膜癌或宫颈息肉。

危险
CHECK.02
性交后出血

罹患宫颈、子宫息肉或癌症等疾病时，在性行为中受到刺激后，有时会在性交后出血。这又被称为接触出血。

危险
CHECK.03
下腹疼痛

不规则出血伴有下腹疼痛时，可能是子宫、卵巢出现问题。出现这一问题时，往往会在经期也出现下腹疼痛的症状。反复出现不规则出血后，每次月经疼痛都会加剧。

危险
CHECK.04
在围绝经期出现
不规则出血

在围绝经期，月经变得不规则，很难区分不规则出血与正常月经。连续出现不规则出血，有可能是患上了子宫内膜癌。

经期以外的出血（不规则出血），很可能是患上了某种疾病。

CHART

出现
不规则出血

隐隐作痛

178

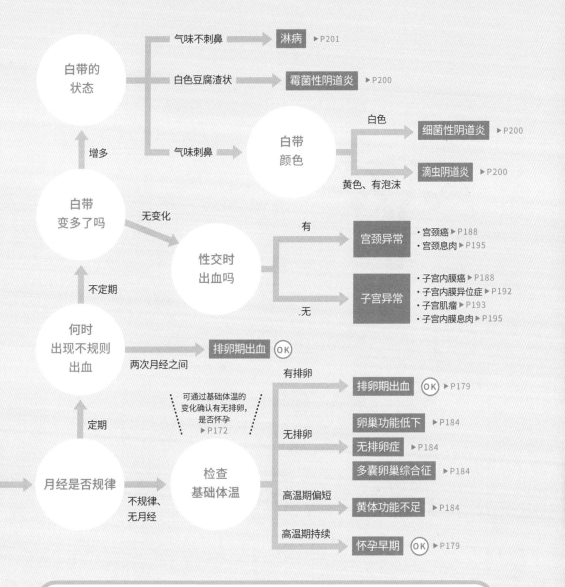

白带的状态 ── 气味不刺鼻 → 淋病 ▶P201
　　　　　── 白色豆腐渣状 → 霉菌性阴道炎 ▶P200
　　　　　── 气味刺鼻 → 白带颜色 ── 白色 → 细菌性阴道炎 ▶P200
　　　　　　　　　　　　　　　　　── 黄色、有泡沫 → 滴虫阴道炎 ▶P200

↑ 增多

白带变多了吗 ── 无变化 → 性交时出血吗 ── 有 → 宫颈异常
　　　　　　　　　　　　　　　　　　　　　　　・宫颈癌 ▶P188
　　　　　　　　　　　　　　　　　　　　　　　・宫颈息肉 ▶P195
　　　　　　　　　　　　　　　　　　　　　── 无 → 子宫异常
　　　　　　　　　　　　　　　　　　　　　　　・子宫内膜癌 ▶P188
　　　　　　　　　　　　　　　　　　　　　　　・子宫内膜异位症 ▶P192
　　　　　　　　　　　　　　　　　　　　　　　・子宫肌瘤 ▶P193
　　　　　　　　　　　　　　　　　　　　　　　・子宫内膜息肉 ▶P195

↑ 不定期

何时出现不规则出血 ── 两次月经之间 → 排卵期出血 OK

↑ 定期

可通过基础体温的变化确认有无排卵，是否怀孕 ▶P172

月经是否规律 → 检查基础体温 ── 有排卵 → 排卵期出血 OK ▶P179
　　　　　── 不规律、无月经　　── 无排卵 → 卵巢功能低下 ▶P184
　　　　　　　　　　　　　　　　　　　　　无排卵症 ▶P184
　　　　　　　　　　　　　　　　　　　　　多囊卵巢综合征 ▶P184
　　　　　　　　　　　　　　── 高温期偏短 → 黄体功能不足 ▶P184
　　　　　　　　　　　　　　── 高温期持续 → 怀孕早期 OK ▶P179

◎ OK 并非源自疾病的出血

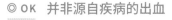

① 排卵期出血

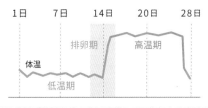

1日　7日　14日　20日　28日

排卵期　高温期

体温

低温期

在低温期向高温期过渡的排卵期，有时也会出现少量出血，这是雌激素分泌不足引起的。然而，如果出血量与月经相当，则有可能存在其他原因。

② 怀孕早期

刚怀孕不久，接近原本预计的经期时，也会出现少量出血。这种情况下，下腹部没有疼痛感。注意，如果有痛感则应提高警惕，此时存在先兆流产的危险。

不规则出血自我检查

生殖器

白带自我检查

白带的三大作用

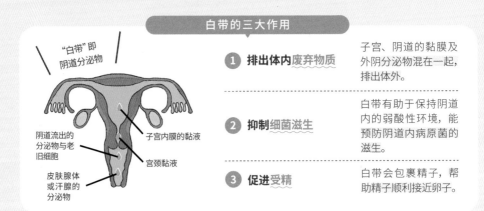

"白带"即阴道分泌物

阴道流出的分泌物与老旧细胞

子宫内膜的黏液

宫颈黏液

皮肤腺体或汗腺的分泌物

1 排出体内废弃物质

子宫、阴道的黏膜及外阴分泌物混在一起，排出体外。

2 抑制细菌滋生

白带有助于保持阴道内的弱酸性环境，能预防阴道内病原菌的滋生。

3 促进受精

白带会包裹精子，帮助精子顺利接近卵子。

随月经周期发生的变化

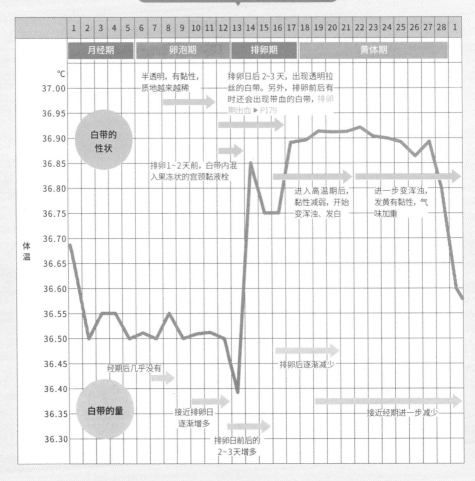

| | 1 | 2 | 3 | 4 | 5 | 6 | 7 | 8 | 9 | 10 | 11 | 12 | 13 | 14 | 15 | 16 | 17 | 18 | 19 | 20 | 21 | 22 | 23 | 24 | 25 | 26 | 27 | 28 | 1 |

月经期　　卵泡期　　排卵期　　黄体期

°C
37.00
36.95
36.90
36.85
36.80
36.75
36.70
36.65
36.60
36.55
36.50
36.45
36.40
36.35
36.30

体温

白带的性状

半透明，有黏性，质地越来越稀

排卵日后2~3天，出现透明拉丝的白带。另外，排卵前后有时还会出现带血的白带，排卵期出血▶P179

排卵1~2天前，白带内混入果冻状的宫颈黏液栓

进入高温期后，黏性减弱，开始变浑浊、发白

进一步变浑浊，发黄有黏性，气味加重

白带的量

经期后几乎没有

接近排卵日逐渐增多

排卵日前后的2~3天增多

排卵后逐渐减少

接近经期进一步减少

通过白带分辨女性生殖器相关疾病

	颜色	状态	气味	分泌量
正常 ※排卵期出血等 ▶P179	红褐色或褐色	排卵前后变黏稠，有时会带血结块	气味较重	—
正常 ※宫颈黏液栓	白色、浑浊	排卵2天前，可能排出果冻状的宫颈黏液栓	—	—
宫颈癌 ▶P188 **宫颈息肉** ▶P195	红褐色或褐色	尤其在性交时会流出带血的白带	有时气味较重	—
子宫内膜癌 ▶P188	红褐色或褐色	有时白带会带血	—	—
宫颈炎 ▶P195 **衣原体感染** ▶P201	透明、黄色	最初白带如清水流出，之后逐渐变黄	—	有时较多
细菌性阴道炎 ▶P200	灰色	质地很稀，如清水	有刺鼻的鱼腥臭味	多
滴虫阴道炎 ▶P200	黄绿色	带泡沫，形似酸奶	气味较重	多
霉菌性阴道炎 ▶P200	白色、浑浊	最初为奶油状，病情发展后呈白色豆腐渣状	—	多
淋病 ▶P201	脓状物，呈暗黄色	如鼻涕般黏稠	有恶臭	多

白带自我检查

生殖器

疾病 / 01

症状① 每次月经前 1 周左右，开始出现身体不适，焦躁易怒

症状② 月经开始后症状减轻，得以改善

发展阶段 | ★★☆

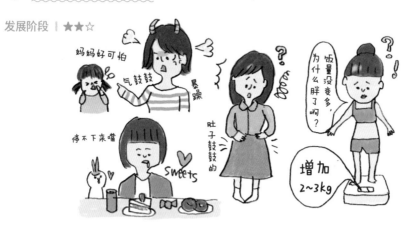

病名 **经前期综合征**（PMS）

大脑无法应对激素的快速分泌

经期前的一周里，身心会发生各种各样的变化，出现下腹胀以为自己腰围变大了、饭量不增体重却增加2~3kg、莫名想吃甜食等症状。这类症状还有随年龄增长而加剧的特点。

🖊 原因

孕激素的分泌量随月经周期变化。大脑无法很好地处理分泌量的变化，引发一系列症状。性格因素对发病也有影响，一板一眼的人、有完美主义倾向的人更容易发病。

🧑 小贴士

体重增加是因为细胞为了填补即将到来的出血造成的营养流失，提早储存水分与盐分，导致脂肪代谢变慢。这也是孕激素的作用引发的现象。

📋 易混淆的疾病

PMS的症状中，表现在精神方面的症状较为明显，又被称为"经前情绪障碍"。在欧美一些国家，这被认为是一种抑郁症。

数据资料

👤 发病年龄
20~50岁

🕐 发病率
有月经女性中
20%~50%

🩺 就诊科室
妇科、产科

ℹ️ 其他症状

乳房	情绪
月经前乳房胀大，有痛感。	因小事生气、哭闹，情绪剧烈波动。

🔑 关键词

孕激素 在经前2周分泌量大幅上升。作用是增厚子宫内膜，促进受精卵着床和提高体温。

症状① 经期的<u>前两天</u>，<u>下腹部</u>剧烈疼痛，甚至无法直起腰

症状② <u>止痛药</u>不起作用，严重腹痛只能卧床

发展阶段 | ★★★

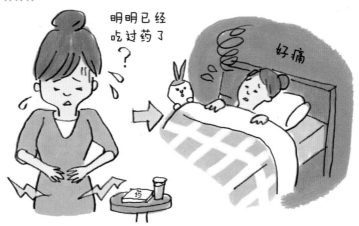

明明已经吃过药了？

好痛

病名 痛 经

子宫剧烈收缩引发剧痛

痛经是指行经腹痛严重，已经到了对工作、学习等社会生活造成影响的程度。最常见的症状为下腹疼痛，还伴有腰痛、恶心、贫血、发热等，有时甚至持续超过4天。痛经分为非疾病所致的原发性痛经和由器官病变引起的继发性痛经。

① 其他症状

头	情绪
有的人还会出现头痛、头晕。	因疼痛难忍，引发情绪不稳定。

✎ 原因

原发性痛经是由月经时分泌的、引发疼痛的物质（前列腺素）所致。而继发性痛经则是由子宫内膜异位症或子宫肌瘤等疾病所致。

⚘ 小贴士

绝大多数痛经都是原发性的。前列腺素过量分泌引发子宫剧烈收缩，造成下腹部的尖锐疼痛。

🔑 关键词

前列腺素 来月经时，子宫内膜分泌的生理活性物质。具有促进子宫收缩，帮助不再需要的内膜随血液排出体外的作用。

📋 易混淆的疾病

月经其间症状的严重程度无法用数值表示，因此很难与一般的行经腹痛区分。

数据资料 ——————

发病年龄
10～40岁

发病率
—

就诊科室
妇科、产科

月经异常

生殖器

症状 **1** 月经周期紊乱，有时间隔**超过 1 个月**，有时 **1 个月来 2 次**

症状 **2** 月经量少或经期**超过 8 天**

发展阶段 ┃ ★★☆

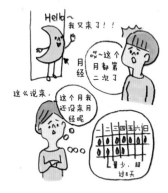

病名 **卵巢功能低下、无排卵症**

无排卵就无法怀孕

均由月经失调引起。卵巢功能低下的症状有出血持续超过一周、月经稀发等。恶化后还可能引发无排卵。而无排卵症的症状是月经来潮却没有排卵，会出现月经频发或月经稀发 (P185)。

✏ 原因

都是由激素失调引发的。有时患多囊卵巢综合征或高泌乳素血症也会引发。

数据资料 ————

👩 发病年龄 10~50 岁

🕐 发病率 —

🩺 就诊科室 妇科、产科

症状 **1** 月经腹痛比以往有所减轻，出血量也减少

症状 **2** 经期开始的 **2 周前就开始出血**

发展阶段 ┃ ★★☆

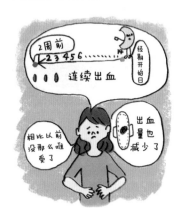

病名 **黄体功能不足**

这可不是经期不适的改善

孕激素有促进妊娠的作用，这是其分泌量不稳定引发的疾病。有时在月经开始的 2 周前就开始少量出血，一直淋漓不尽。以往发生在月经前 (黄体期) 的乳房胀大与身体发热等现象也不再出现。

✏ 原因

卵巢内的黄体功能决定了孕激素的分泌量。引发黄体功能不足的原因不明，有时发病还与心理疲劳和吸烟有关。

数据资料 ————

👩 发病年龄 10~50 岁

🕐 发病率 —

🩺 就诊科室 妇科、产科

症状 ① **月经稀发，两次月经间隔常常超过 39 天**

症状 ② **胸口、鼻下体毛较浓，面颊、后背长出许多痤疮**

发展阶段 ┃ ★★☆

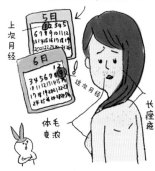

病名 **多囊卵巢综合征**

卵巢中有大量卵泡

通常卵巢中的卵泡每月只有一个会变成熟。然而，多个卵泡发育却无法成熟(排卵)，积聚在卵巢内，就会导致无排卵月经。此外，还有闭经、月经稀发等症状，以及雄性激素增多，体毛变浓密等现象。

✎ 原因

促黄体生成素过量分泌，造成卵泡发育问题，或胰腺分泌的激素(胰岛素)增多引发排卵功能低下所致。

数据资料 ──────

🎧 发病年龄　20~50岁

🕐 发病率　　20人中1人

🩺 就诊科室　妇科、产科

症状 ① **没有生育，却分泌出母乳**

症状 ② **月经稀发，两次月经间隔超过 39 天**

发展阶段 ┃ ★★★

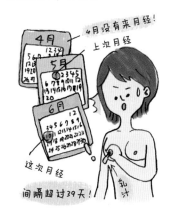

病名 **高泌乳素血症**

不是子宫的疾病，是脑内长了肿瘤

为改变产后的身体而分泌的激素(泌乳素)分泌过量引发的疾病，会引起闭经或无排卵。症状有一年中只有几次月经，没有生育却分泌出乳汁等。低温期与高温期没有明显区别，体温曲线呈平缓状。

✎ 原因

分泌泌乳素的脑垂体长出肿瘤所致。另外，服用抗抑郁药物或口服避孕药引起激素失调也是发病原因之一。

数据资料 ──────

🎧 发病年龄　20~50岁

🕐 发病率　　—

🩺 就诊科室　妇科、产科

月经异常

生殖器

月经	症状 **1**	原本规律的月经在30岁后开始不稳定	症状 **5**	月经量太少
	症状 **2**	每次月经都会腹泻	症状 **6**	经期中不止2天会流出血块
	症状 **3**	月经失调，间隔不到20天或超过40天	症状 **7**	非月经期间出血（不规则出血）
	症状 **4**	月经量在3天后也不见减少，每隔1小时就要更换卫生巾	症状 **8**	非月经期间（排卵期）无白带
			症状 **9**	痛经一年比一年严重，吃止痛药也无效

腹部	症状 **10**	每次进行性行为时腹痛	症状 **12**	身体质量指数（BMI）超过26或不到17 ※BMI=体重（kg）÷身高（m）÷身高（m）
乳房	症状 **11**	没有生育，乳房却分泌出乳汁	症状 **13**	基础体温在高温期也不到36.5℃。体寒
			全身	

（病名） # 不 孕 症

大约10对伴侣就有1对有此烦恼

"不孕"是指希望怀孕的男女在进行性行为时未避孕，但尝试一年仍无法怀孕的情况。患不孕症时，会出现各种与月经相关的症状。为了确认身体情况，需要填写基础体温表。如果没有排卵，很可能是患上了不孕症。

不孕症的高发人群

- 35岁以上无生育史
- 初潮年龄超过18岁
- 过去曾因过度节食引发过闭经

🖊 原因

由女方造成的占五成，男方造成的占三成，原因不明占两成。女性方面，除了月经失调和闭经，子宫内膜异位症或高泌乳素血症等子宫、卵巢的疾病或性病也是致病原因。

😊 小贴士

28天的月经周期中，体温会分低温期与高温期，二者的过渡期就是排卵日。如果体温没有明显的变化，很可能是无排卵症（P184）。

🔍 关键词

排卵

● 男方原因

无精子，精子较少，输精管堵塞，无射精等。另外，糖尿病与腮腺炎也会引发。

数据资料

🧑 发病年龄
35岁以上

🕐 发病率
10对伴侣中1对

🩺 就诊科室
妇科、产科

怀孕概率最高的是排卵日的2天前。相反，经期前较难受孕。排卵前，白带分泌量达到峰值。

月经	症状 1	月经周期紊乱，月经量忽多忽少	手脚	症状 6	上半身潮热，手脚等局部冰冷
面部	症状 2	明明不热，脸部、上半身却莫名潮热出汗	皮肤	症状 7	皮肤发痒，好像有蚂蚁爬过
头部	症状 3	头上仿佛戴了"紧箍"，被紧紧勒住，头痛欲裂	小便	症状 8	打喷嚏时，腹部稍加用力就会漏尿
眩晕	症状 4	感到头重脚轻，有种身体飘浮的眩晕感	全身	症状 9	睡觉时大量出汗，被子都湿了
口	症状 5	口腔内容易干燥，舌头与牙齿隐隐作痛		症状 10	静坐或平躺时，严重心悸

病名 围 绝 经 期 综 合 征

大部分女性都会罹患的疾病

常被称为"更年期综合征"。女性年过四十后，卵巢功能逐渐低下，卵巢分泌的雌激素也会减少。于是下丘脑为了促进短缺的雌激素分泌，会增加对卵巢的刺激。然而，身体无法应对这样的变化，从而引发各种不适。这就是围绝经期综合征。

🖊 原因

症状因人而异，雌激素逐渐减少的人不容易出现症状。与步入围绝经期前的生活习惯有很大关系，如果症状严重需要接受激素治疗。

💊 小贴士

不同年龄症状有所不同。最初反应为月经周期紊乱和月经量的变化。除了身体，心理上也会出现各种问题。有些问题在围绝经期结束后仍会持续出现。

🔍 关键词

下丘脑 位于大脑底部，是控制雌性激素分泌的区域，能促进卵巢分泌雌激素。

📋 易混淆的疾病

巴塞杜氏病也会出现潮热、心悸等类似症状。一般巴塞杜氏病为全身潮热，而围绝经期综合征多为只有上半身发热。

数据资料
- 👩 发病年龄 40~60岁
- 🕐 发病率 几乎所有女性
- 🔬 就诊科室 妇科、产科

👤 其他症状

情绪	情绪
容易因小事发火，焦躁易怒。	情绪波动大，郁郁寡欢。

月经异常

生殖器

187

疾病 / 07

症状
① 经期以外时间也会出血

症状
② 经期超过8天

症状
③ 出血量大，每2小时就必须更换卫生巾

发展阶段 | ★★☆

子宫癌

病名 宫颈癌

发病的高峰在30多岁，占子宫癌的七成

子宫入口与颈部出现癌症。原因是性交造成的病毒感染。初期没有自觉症状，出现不规则出血或下腹疼痛时，病情往往已经发展。不过，因发病部位在子宫入口处，比较容易观察到，接受检查可在早期发现。

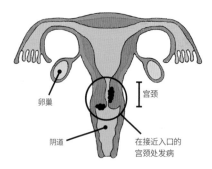

卵巢

宫颈

阴道

在接近入口的宫颈处发病

数据资料

⊙ 发病年龄
25~50岁

⊙ 发病率
10万人中40~70人

⊙ 就诊科室
妇科、产科

病名 子宫内膜癌

高发于绝经前后，其中九成患者出现不规则出血

覆盖子宫内侧的内膜发生癌变。原因是雌激素的过量分泌引发子宫内膜堆叠。发病早期就有症状，数据资料表明约九成的患者会出现不规则出血。如症状②③所述，出现月经量大、经期较长也应提高警惕。

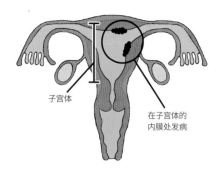

子宫体

在子宫体的内膜处发病

数据资料

⊙ 发病年龄
50~70岁

⊙ 发病率
10万人中20~30人

⊙ 就诊科室
妇科、产科

宫 颈 癌
年过三十无生育史须注意

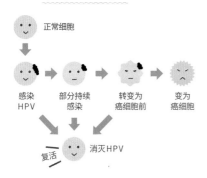

正常细胞

感染　部分持续　转变为　变为
HPV　　感染　　癌细胞前　癌细胞

复活　消灭HPV

原因

这是正常细胞感染人乳头瘤病毒 (HPV) 所致。即便出现感染，大多数病毒会被自然杀灭，恢复为正常细胞。只有一小部分受感染的细胞在几年中逐渐转变为癌细胞。在彻底转变为癌细胞前，都没有自觉症状。

危险度 CHECK

有性经验	HPV经性行为感染，如果性经验较早，年轻时也有较高的发病风险。
有或有较多生育史	孕期免疫力下降，被认为会促进HPV的发展。
吸烟	吸烟的人相较于不吸烟的人，因宫颈癌死亡的风险提升两倍。

子 宫 内 膜 癌
45岁前无生育史须注意

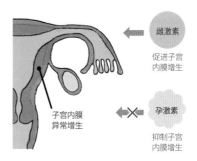

雌激素

促进子宫内膜增生

子宫内膜异常增生

孕激素

抑制子宫内膜增生

原因

子宫内膜在雌激素的作用下增生。通常孕激素参与作用后，内膜会脱落。但在绝经前后或出现排卵障碍时，孕激素分泌减少，子宫内膜持续受到雌激素的刺激，引发癌变。

危险度 CHECK

45岁以上，处于围绝经期	孕激素分泌减少的绝经前后女性，尤其是出现不规则出血时要特别警惕。
无或有较少生育史	怀孕后雌激素的分泌或得到抑制。如果没有生育史，雌激素分泌的时间会更长。
肥胖者	除了卵巢，脂肪组织也会分泌雌激素。雌激素经脂肪组织激活，会分泌到血液中。

DATA1

宫颈癌、子宫内膜癌均在2000年后增加

在2016年的预测中，日本宫颈癌患者约12000人，子宫内膜癌约18000人。宫颈癌在20~40岁女性群体罹患的癌症中概率最高。

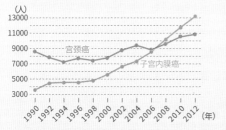

日本国立癌症研究中心癌症信息服务"癌症统计"癌症发病率数据资料 患者数、死亡者数（2016年）

DATA2

宫颈癌在30岁后激增，子宫内膜癌从40岁开始增加

宫颈癌在30多岁人群中激增，其背景是初次性行为低龄化。另一方面，子宫内膜癌发病率从40岁开始增高，在55~60岁达到峰值。

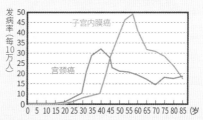

日本国立癌症研究中心癌症信息服务"癌症统计"癌症发病率数据资料（2012年）

子宫、卵巢异常

生殖器

症状 ① 小腹**鼓胀**，穿衣时觉得腰部很勒，
骨盆、腹部、腰部**疼痛**

症状 ② **小便间隔变短（尿频）**

发展阶段 | ★★☆

病名 **卵巢癌**

**长出恶性肿瘤会对怀孕、
生育造成困难**

卵巢细胞出现癌变的结果。卵巢原本只有拇指大小，长出肿瘤也不容易出现症状，是较难发现的疾病。肿瘤长大后，会出现下腹鼓胀或摸到肿块。有时还会转移到腹膜以及其他器官上。

数据资料 ————

⊙ 发病年龄
40~70岁

⊙ 发病率
—

⊙ 就诊科室
妇科、产科

病名 **非 生 理 性 卵 巢 囊 肿**

良性肿瘤中最常见的一种

一般认为，卵巢上长出的肿瘤有九成均为良性。其中最常见、发病最多的是非生理性卵巢囊肿。与卵巢癌一样，几乎没有自觉症状，常会延误诊断。大的囊肿直径超过20cm，患者的腹部如孕妇一样高高隆起。

数据资料 ————

⊙ 发病年龄
全年龄

⊙ 发病率
—

⊙ 就诊科室
妇科、产科

? 有关卵巢令人在意的疑问

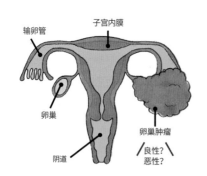

输卵管
子宫内膜
卵巢
阴道
卵巢肿瘤
/良性?\
恶性?

Q 良性与恶性是如何判断的呢？

是良性还是恶性，可通过B超检查（P191）做出大概的诊断，不过最终还是需要做手术予以确诊。

Q 摘除卵巢就无法怀孕了吗？

如果左右两侧卵巢只摘除了一侧，而保留另一侧功能就可以正常怀孕。两侧都摘除，女性则无法正常排卵，激素会停止分泌，就无法正常怀孕了。

通过妇科检查确认子宫、卵巢的状态

子宫内膜细胞学检查	宫颈细胞学检查	B超检查
用棉棒取子宫黏膜（子宫内膜）的细胞，用显微镜观察。有助于发现子宫内膜癌。	用棉棒或刷子取子宫入口（宫颈）黏膜的细胞，进行检查。有助于发现宫颈癌。	有两种方式，使用发出超声波的设备贴在腹部或插入阴道内。除了子宫癌，还能发现其他疾病。

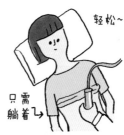
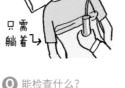

轻松~

只需躺着↑

Q 能检查什么？
确认子宫内膜的状态是否出现异常。

Q 能检查什么？
确认是否感染了会导致宫颈癌的人乳头瘤病毒（HPV），宫颈细胞有无异常。

Q 能检查什么？
卵巢与子宫不同，难以进行视、触诊，B超检查能发现卵巢囊肿与卵巢癌。

Q 注意事项是？
经期无法检查。

Q 注意事项是？
经期无法检查。

Q 注意事项是？
经期无法检查。

Q 会痛吗？
需要使用医疗器械插入子宫内，可能出现疼痛与出血。

Q 会痛吗？
只需检查子宫入口处，几乎不会疼痛与出血。

Q 会痛吗？
插入阴道用的设备较小，几乎不会感到疼痛。

Q 孕期能做吗？
需要对子宫内的细胞进行取样，孕期不能做。

Q 孕期能做吗？
无需检查子宫内部，孕期也能做。

Q 孕期能做吗？
不直接接触子宫，孕期也能做，也无须担心放射性。

Q 检查频率与年龄是？
40岁后发病风险上升，建议每年做1次检查。不论什么年龄，出现不规则出血就应立即检查。

Q 检查频率与年龄是？
20岁后发病风险逐渐上升，建议两年做1次。如有性经验，在20岁前也建议检查。

Q 检查频率与年龄是？
B超检查不仅能检查子宫癌，还是发现其他妇科疾病不可或缺的检查方式。20岁以后建议每1~2年检查1次。

Q 在哪里做检查？
妇科。详情可登录相关医疗机构的主页进行确认。

Q 在哪里做检查？
妇科。详情可登录相关医疗机构的主页进行确认。

Q 在哪里做检查？
妇科。详情可登录相关医疗机构的主页进行确认。

子宫、卵巢异常

生殖器

症状
① **每次月经，痛经都会加剧**
非月经期间，下腹部有被撕扯的痛感

症状
② **排便时肛门深处绞痛**

发展阶段 | ★★★

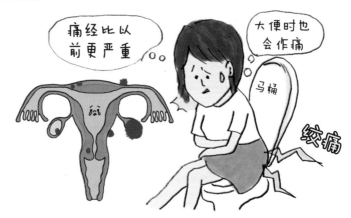

病名 **子宫内膜异位症**

子宫内膜长到子宫以外的部位

与覆盖子宫内壁的内膜类似的组织长到了子宫以外的部位所致。这些组织与内膜一样，每次月经都会脱落出血，但长出的部位不像子宫那样有出口排出脱落的组织。这些组织堆积在体内粘连，引发炎症。主要症状为剧烈的痛经，每次月经疼痛感会不断加剧。

数据资料

🎧 发病年龄 20~50岁

🕐 发病率 10人中1人
（在有月经的女性中）

🩺 就诊科室 妇科、产科

👆 CHECK
容易发病的部位

主要发病部位在骨盆内，有时会有多点同时出现症状。较罕见的发病部位有肺部、胃部等，这类发病部位会与一般的子宫内膜异位症区别治疗。

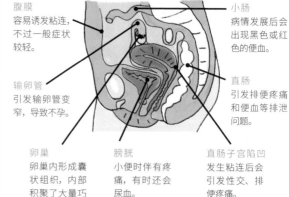

腹膜
容易诱发粘连，不过一般症状较轻。

输卵管
引发输卵管变窄，导致不孕。

卵巢
卵巢内形成囊状组织，内部积聚了大量巧克力色的血液。

膀胱
小便时伴有疼痛，有时还会尿血。

小肠
病情发展后会出现黑色或红色的便血。

直肠
引发排便疼痛和便血等排泄问题。

直肠子宫陷凹
发生粘连后会引发性交、排便疼痛。

症状 **①** 月经时出血量大，感觉经血会一股一股地流出。经期超过10天，出现贫血

症状 **②** 并没有发胖，但总感觉腰围变大了

发展阶段 | ★★★

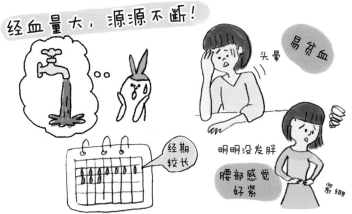

经血量大，源源不断！

头晕 易贫血

明明没发胖 腰部感觉好紧 紧绷

经期较长

病名 **子宫肌瘤**

子宫里长出各种瘤

子宫的肌肉上长出瘤状的良性肿瘤。不像癌症那样会转移到其他细胞上。通常会出现经期持续超过10天、经血量大等月经过多现象。肿瘤变大后，下腹部会鼓出，压迫膀胱会引发尿频，而压迫直肠则会诱发便秘。

数据资料

发病年龄	30~50岁	
发病率	4人中1人 （40岁以上女性中）	
就诊科室	妇科、产科	

CHECK 容易发病的部位

高发部位大致可分为三类，症状也各不相同。有时会同时长出两个以上的肌瘤（多发性肌瘤），部分患者也有无症状的情况。

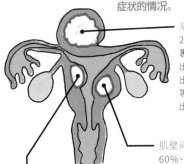

浆膜下子宫肌瘤
20%~30%为这一类型，包裹子宫表面的膜（浆膜）下长出肌瘤，压迫其他脏器。会出现排尿障碍、便秘、腰痛等症状，肌瘤在长大前很难出现明显的症状。

肌壁间子宫肌瘤
60%~70%为这一类型。多为在未察觉的情况下肌瘤变大。此处的肌瘤会阻碍子宫收缩，引发经血过多。

黏膜下子宫肌瘤
内膜下长出肌瘤，发生概率较小。特点是体积虽小但很容易出现症状，会引发不规则出血、经血过多等症状。

子宫、卵巢异常

生殖器

症状 **出现继发性进行性加重的痛经**

发展阶段 | ★★★

病名 **子宫腺肌病**

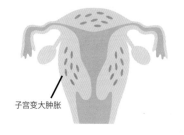

子宫变大肿胀

原本长在子宫内的子宫内膜长到子宫肌肉之间所致。一般认为子宫肌瘤（P193）的患者中，约有一半同时患有子宫腺肌病。该病导致子宫变大肿胀，恶化后在经期以外的时间也会出现无法忍受的下腹疼痛。有时痛感还会扩散到肛门与双腿。

🐾 **小贴士**

子宫腺肌病会出现与痛经类似的症状。多为突发剧烈腹痛，还会在经期开始前剧烈腹痛。

痛经 ▶ P183

高发人群

● 35~50岁
● 子宫肌瘤患者

症状 **白带增多，呈黄白色并有黏性**

发展阶段 | ★★★

原因 **宫颈柱状上皮异位**

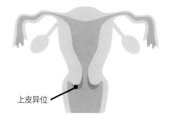

上皮异位

宫颈柱状上皮异位是指因雌激素的作用，宫颈管内口柱状上皮外移至宫颈管外口，是一种常见的生理现象。当患者宫颈柱状上皮异位伴有白带增多、发黄及异味时，则考虑与宫颈炎（P195）有关。

🐾 **小贴士**

雌激素分泌增加，宫颈胀大，使上皮组织鼓出。鼓出后上皮的面积增大，其分泌液的量也会增多，因此白带会变多。

高发人群

● 20~40岁的性成熟女性
● 月经刚开始不久的青春期女性
※ 绝经后的女性几乎不会出现这一情况

症状 **经期超过8天，出现贫血**

发展阶段 | ★★★

病名 **子宫内膜增生**

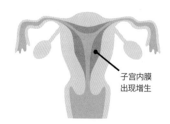

子宫内膜出现增生

雌激素过量分泌，使子宫内膜增生、异常变厚所致。可能会发展为无排卵症、月经失调，甚至导致不孕。常见于激素容易失调的绝经前后，有时也会发展为子宫内膜癌（P188）。

🐾 **小贴士**

一般认为子宫内膜增生是癌变的征兆，需要做检查确认是否存在恶性的情况。做B超检查（P191）能快速了解子宫内膜的状态。

高发人群

● 45岁以上女性
● 绝经前后的女性
● 患有月经失调或闭经的女性

症状 **剧烈运动后或性生活后有不规则出血**

发展阶段 | ★★☆

病名 **子 宫 息 肉**

子宫内的黏膜上长出息肉(增殖形成的肿瘤)所致。分两种类型,分别是子宫入口(宫颈)的息肉(0.2~1cm)与子宫内的息肉(不足1cm至数厘米),均为良性肿瘤,一般认为癌变的可能性很低。几乎没有症状,有时会出现性交时出血。

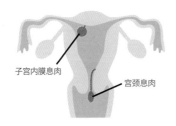

子宫内膜息肉

宫颈息肉

 小贴士

子宫息肉中绝大多数为只长1颗的宫颈息肉。通常认为与雌激素有关,但具体原因不明。

高发人群
- 40~60岁
- 绝经前后的女性

症状 **白带增多,呈黄色形同脓液**

发展阶段 | ★★★

病名 **宫 颈 炎 、子 宫 内 膜 炎**

子宫及其周边组织感染病原菌,引发炎症。病原菌中,近年来衣原体感染的病例较多。通过性行为等侵入阴道的细菌会首先感染宫颈,引发宫颈炎。宫颈的感染向子宫内扩散,则会诱发子宫内膜炎。

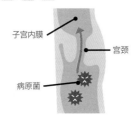

子宫内膜

宫颈

病原菌

 小贴士

出现形似脓液的发黄白带,或性行为后出现不规则出血等症状,与衣原体感染的症状十分类似。慢性化后还可能引发不孕。

衣原体感染 ▶ P201

高发人群
- 有性经验者
- 衣原体感染者

症状 **一侧下腹痛,并伴有恶心和发热**

发展阶段 | ★★★

病名 **输 卵 管 炎 、 卵 巢 炎**

炎症原因多为感染大肠杆菌、葡萄球菌、衣原体、淋菌等细菌,长时间使用卫生棉条有时也会引发炎症。输卵管炎与卵巢炎合称子宫附件炎。出现输卵管炎症时,同一侧卵巢往往也会发炎。

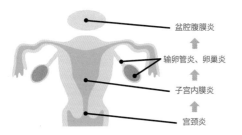

盆腔腹膜炎

输卵管炎、卵巢炎

子宫内膜炎

宫颈炎

小贴士

子宫附件炎恶化后会感染腹膜,引发盆腔腹膜炎。症状与阑尾炎类似,会出现不得不卧床的剧烈腹痛和高热。

阑尾炎 ▶ P110

高发人群
- 有性经验者
- 衣原体感染者

子宫、卵巢异常

 生殖器

子宫、卵巢疾病区分表

	不规则出血	月经失调	经量变化	白带
子宫内膜癌 ▶P188	出现不规则出血	经期变长（经期过长）	经量增大（月经过多）	黄色、褐色白带异常增多
宫颈癌 ▶P188	不规则出血增多，尤其在性交时或性交后出血	病情发展后经期变长（经期过长）	经量增大（月经过多）	出现棕色、混有脓液、散发恶臭的白带
子宫内膜异位症 ▶P192	不规则出血增多	经期变长（经期过长）	经量增大（月经过多）	白带增多，出现白色、黄色白带
子宫肌瘤 ▶P193	有时出血长期持续	经期变长（经期过长）	经量增大（月经过多）	白带增多，呈水状
子宫腺肌病 ▶P194	月经后出现不规则出血	经期变长（经期过长）	经量增大（月经过多），经血中有时混有血块	—
宫颈柱状上皮异位 ▶P194	非经期，性交后有少量出血	经期变长（经期过长）	—	出现有黏性的白色、黄色白带
子宫内膜增生 ▶P194	有时出血长期持续	经期变长（经期过长）	经量增大（月经过多）	—
子宫内膜息肉 ▶P195	偶见不规则出血	经期有时会变长（经期过长）	经量有时会增大	出现黑色白带
宫颈息肉 ▶P195	激烈运动或性交后有时会出血	经期变长（经期过长）	经量有时会增大	经期之外出现棕褐色白带，白带增多
宫颈炎、子宫内膜炎 ▶P195	出现不规则出血	月经次数减少或闭经 ※仅指子宫内膜炎	经量减少（月经过少）	白带增多，恶化后出现气味刺鼻的白带
卵巢癌 ▶P190	绝经后的卵巢癌可能引发不规则出血	卵巢功能低下，引发月经失调	—	—
非生理性卵巢囊肿 ▶P190	可能会出现不规则出血	—	经量增大（月经过多）	白带增多，呈水状
输卵管炎、卵巢炎 ▶P195	炎症恶化后出现不规则出血	—	—	形似黄色脓液的白带增多

下腹部疼痛	下腹部不适	排尿障碍	排便障碍	腰痛
恶化后会出现类似产前阵痛的疼痛	癌变组织长大后下腹坠胀	癌变扩散至膀胱会引发尿频、尿血、尿不尽等症状	癌变扩散至肠道会引发便秘、腹泻交替出现的情况	癌变扩散至腰部一带的骨骼后出现疼痛
病情发展后会出现疼痛	—	出现尿血、排尿疼痛、尿频等症状	大便带血，排便用力时也会出血	病情发展后癌变组织压迫神经会引发腰痛
每次月经腹痛不断加剧	病情发展后非经期下腹也会抽痛	症状蔓延至膀胱，出现尿血	出现排便疼痛，肛门深处绞痛	保持静态依然疼痛
有时会出现剧烈疼痛	病情发展后，出现肿块使腰围变大	肿块长大后压迫膀胱，引发尿频或排尿困难	肿块长大后压迫直肠，引发便秘	肿块长大后，骨盆中的神经受到压迫，引发腰痛
每次月经腹痛不断加剧	病情发展后，出现肿块使腰围变大	子宫肿大压迫膀胱，引发尿频	子宫肿大压迫直肠，引发便秘、腹泻	非经期也会感到腰痛
—	—	慢性化后出现尿频等症状	—	慢性化后引发腰痛
—	—	—	—	—
有时行经腹痛会加重	—	—	—	—
—	—	—	—	—
恶化后出现剧烈疼痛	下腹部发胀，有不适感	严重时排尿会感到腰痛	严重时排便会感到腰痛	严重时出现腰痛
有时会引发钝痛	病情发展后，出现肿块使腰围变大	肿块长大后压迫膀胱，引发尿频	肿块长大后压迫直肠，引发便秘	非经期也会感到腰痛
非经期也会出现疼痛	肿块变大后，腰围变大	肿块长大后压迫膀胱，引发尿频	肿块长大后压迫直肠，引发便秘	非经期也会感到腰痛
一侧出现剧烈绞痛	下腹部发胀，感觉十分痛苦	有时出现排尿疼痛	有时出现排便疼痛	与周边器官发生粘连，引发腰痛

子宫、卵巢异常

生殖器

子宫、卵巢 疾病区分表		其他异常			
		性交疼痛	发热	不孕	其他
子宫内膜癌 ▶P188	▶	性交时有痛感	严重时会伴有高热	病情发展后难以怀孕	尤其应注意绝经后的 不规则出血
宫颈癌 ▶P188	▶	癌症发展后感到 剧烈疼痛	出现低热	病情发展后难以怀孕	主要由性交时 感染引发
子宫内膜异位症 ▶P192	▶	病情发展后有痛感	出现37℃左右的发热	不孕症中有 20%~40%由子宫内 膜异位症引发	卵巢出现内膜异位症 容易癌变，需特别警 惕
子宫肌瘤 ▶P193	▶	性交时有痛感	持续出现低热	容易不孕、流产	忽视不管肿块可能长 大到超过10kg
子宫腺肌病 ▶P194	▶	性交时有痛感	—	不孕风险增加	恶化后疼痛会扩散到 肛门与双腿
宫颈柱状上皮异位 ▶P194	▶	性交时有痛感	—	—	阴部出现疼痛、瘙痒
子宫内膜增生 ▶P194	▶	—	—	可能造成不孕	恶化后可能诱发子宫 内膜癌
子宫内膜息肉 ▶P195	▶	—	—	可能造成不孕	相较于子宫内膜息 肉，宫颈息肉的发病 率较高
宫颈息肉 ▶P195	▶	—	—	可能造成不孕	有时也会出现多处 宫颈息肉
宫颈炎、 子宫内膜炎 ▶P195	▶	炎症扩散后，性交时 逐渐出现痛感	严重时会伴有高热	可能造成不孕	有时会引起阴部瘙痒、 溃烂、疼痛
卵巢癌 ▶P190	▶	—	病情发展后可能出现 高热	病情发展后难以怀孕	卵巢的异常几乎没有 自觉症状
非生理性卵巢囊肿 ▶P190	▶	因卵巢与其他器官粘 连，性交时出现疼痛	症状长期持续，引发 炎症出现发热	病情恶化后，有不孕 的风险	通常认为长出的肿 瘤中，90%为良性， 10%为恶性(卵巢癌)
输卵管炎、卵巢炎 ▶P195	▶	症状加剧后，容易感 到疼痛	出现高热，并伴有 恶心	可能造成不孕	宫颈炎、内膜炎发展 后，炎症常会扩散到 输卵管与卵巢

需要了解的妇科检查

HPV检查

▼ 发现!

宫颈癌
▶P188

尽早发现癌变征兆

检查是否感染了可能诱发宫颈癌的HPV(人乳头瘤病毒)。检查时要对宫颈细胞进行采样,与细胞学检查(P191)的不同之处是能在出现癌变征兆——细胞异常之前确认。

Q 在哪里做检查?

妇产科、妇产医院等

Q 检查出 HPV 阳性怎么办?

如果发现存在癌变风险的细胞,通过定期检查,可在早期阶段发现宫颈癌。

基因检查

▼ 发现!

乳腺癌 ▶P156
卵巢癌 ▶P190

**确认抑制癌症的
基因有无异常**

BRCA1与BRCA2是癌症抑制基因,具有修复受损基因的作用。发现这两种基因出现异常时,卵巢癌与乳腺癌的发病风险会提高10倍。

Q 在哪里做检查?

基因检测机构、乳腺科等

Q 检查出异常怎么办?

发现基因存在异常,可进行定期检查,或做手术摘除相关器官,预防癌症。

3D乳腺钼靶检查

▼ 发现!

乳腺癌 ▶P156

升级的乳腺钼靶检查

从多个角度拍摄乳房,用采集的数据资料形成立体图像并进行诊断。相较于普通的乳腺钼靶检查,更容易发现病变。另外,夹住乳房进行拍摄的方式虽然相同,但在拍摄时设备会移动,故对乳房施加的压力较小,能减轻检查造成的疼痛。

Q 在哪里做检查?

妇产科、妇产医院等

Q 检查出异常怎么办?

与一般的乳腺癌检查、治疗流程相同。根据病情进行细胞活检,如果仍无法确认还需进行组织学诊断。

子宫、卵巢异常

生殖器

199

疾病 / 17

症状 外阴长出湿疹，皮肤瘙痒、疼痛、有烧灼感

发展阶段 | ★★☆

病名 外 阴 炎

外阴及其周边皮肤发炎。原因是白带、经血或内衣闷热引发外阴不洁。身体状态不佳、免疫力低下时容易发炎。随意抓挠或用力擦洗会刺激黏膜，造成恶化，应注意避免。

高发人群
- 皮肤脆弱者
- 过敏性皮炎、特异性皮炎患者

疾病 / 18

症状 外阴下部或阴道下部出现圆形溃疡，伴有疼痛

发展阶段 | ★★☆

病名 急 性 外 阴 溃 疡

外阴下部或阴道下部出现长出1个或多个溃疡，伴有疼痛。病因尚不明，多见于年轻女性。溃疡面呈圆形或椭圆形，有些表面覆盖有一层灰色或黄色的疮痂。一般几周内会自愈，但发展为慢性化的情况也较为常见。

高发人群
- 年轻人
- 过劳、营养不良者

疾病 / 19

症状 阴道口肿痛，长出红色球形肿块

发展阶段 | ★★★

病名 前 庭 大 腺 炎 、前 庭 大 腺 脓 肿

前庭大腺是在性交时分泌黏液的分泌腺，位于阴道口的左右两侧，此处发炎就是前庭大腺炎。炎症引发腺体出口堵塞，黏液积聚在腺体内部形成肿块则为前庭大腺脓肿。

高发人群
- 40岁以上人群

疾病 / 20

症状 白带呈黄绿色，有鱼腥臭味

发展阶段 | ★★★

病名 细 菌 性 阴 道 炎

大肠杆菌、葡萄球菌等常见细菌在阴道内滋生引发的炎症。通常阴道会通过自净作用，防止外部侵入的细菌繁殖。不过当身体疲劳造成免疫力低下或激素失调时，细菌的增殖会出现异常。

高发人群
- 生活不规律者

疾病 / 21

症状 白带增多，呈白色豆腐渣状

发展阶段 | ★★★

病名 霉 菌 性 外 阴 炎 、霉 菌 性 阴 道 炎

念珠菌是一种霉菌，其在阴道内滋生引发炎症。月经前1周左右，症状恶化最为严重。念珠菌是许多女性阴道内的常居菌。据说，75%的女性一生中至少得过一次。

高发人群
- 孕期、经期中的女性
- 身体状态不佳、免疫力低下者

疾病 / 22

症状 白带伴泡沫样分泌物，呈黄绿色，臭味刺鼻

发展阶段 | ★★☆

病名 滴 虫 阴 道 炎

微生物滴虫在阴道内增殖引发的生殖器感染症，其在黏膜上寄生、增殖，引发炎症。可通过性接触感染，也可通过公共厕所或澡堂感染。炎症扩散到外阴时，在排尿与性交时会产生带有灼烧感的刺痛。

高发人群
- 经常使用澡堂或泳池者

疾病 / 23

 症状 **白带呈水状**

发展阶段 | ★★☆

病名 **衣 原 体 感 染**

病原体是衣原体。有数据资料指出，仅一次性行为，感染率就高达50%。症状恶化后，会引发宫颈炎与子宫内膜炎(P195)。进一步感染输卵管与卵巢，还可能造成不孕。

高发人群 ●16~25岁

疾病 / 24

 症状 **外阴皮肤长出米粒大的小水疱，破溃后疼痛**

发展阶段 | ★★★

 病名 **生 殖 器 疱 疹**

感染疱疹病毒，在外阴与阴道口长出直径1~2mm的红色小疙瘩与水疱。水疱破溃形成溃疡。有时会出现难以行走的剧痛。另外，有数据资料表明1年内高达八成患者会复发。

高发人群 ●性伴侣出现生殖器疱疹症状者

疾病 / 25

 症状 **外阴与肛周长出尖头的小疣**

发展阶段 | ★★★

病名 **尖 锐 湿 疣**

长在生殖器与周边皮肤的小乳头状疣。通过性接触感染，病原体为人乳头瘤病毒，分多种类型。良性诱发尖锐湿疣，恶性则是宫颈癌(P188)的致病原因。

高发人群 ●15~40岁人群
　　　　　●特异性皮炎、接触性皮炎患者

疾病 / 26

 症状 **外阴瘙痒**
※几乎没有自觉症状

发展阶段 | ★★★

病名 **淋 病**

感染淋菌所致。通过性接触感染尿道与生殖器，一次性接触感染率超过50%。相较于男性，女性的症状不明显，常会在没有察觉的情况下与输卵管炎(P195)或盆腔腹膜炎并发。

高发人群 ●20岁以上人群
　　　　　●有性经验者

疾病 / 27

 1 期 **阴道口等感染处长出肿块**

↓

 2 期 **细菌进入血液，全身生出红棕色的皮疹**

↓

3 期 **皮下组织出现大硬块 (树胶肿)**

↓

 4 期 **扩散至大脑、神经，出现类似麻痹或痴呆的症状**

病名 **梅 毒**

历史悠久的感染症。现代，在20~25岁的年轻女性中发病率有所上升。病原体为梅毒苍白螺旋体。主要传播途径为性接触。病情的发展分4期。早期的1~2期可使用抗生素彻底治愈，但恶化到4期则存在致死风险。

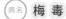 小贴士

1期为早期，2期为感染3个月~3年，3期为感染3~10年，4期为感染超过10年。

高发人群

●20岁以上人群
●有性经验者

外生殖器异常

生殖器

外生殖器疾病区分表	自觉症状	生殖器异常	白带	性交疼痛
外阴炎 ▶P200	有	外阴长出湿疹, 红肿溃烂。皮肤瘙痒、疼痛、有烧灼感	—	性交时疼痛
细菌性阴道炎 ▶P200	有	阴道肿大发痒	白带呈黄绿色, 有鱼腥臭味	性交时疼痛
急性外阴溃烂 ▶P200	有	外阴下部或阴道下部出现圆形溃疡, 伴有疼痛	—	—
霉菌性外阴炎、霉菌性阴道炎 ▶P200	有	外阴肿大, 异常瘙痒, 患处发热	呈白色豆腐渣状	有时性交出现疼痛
前庭大腺炎、前庭大腺脓肿 ▶P200	早期阶段无自觉症状, 容易恶化	阴道口肿痛, 恶化后长出红色球形肿块	—	性交时有异物感, 疼痛
滴虫阴道炎 ▶P200	有	外阴与阴道发炎瘙痒	白带伴泡沫样分泌物, 呈黄绿色, 臭味刺鼻	性交时刺痛
衣原体感染 ▶P201	症状难以察觉	生殖器的瘙痒与异味加剧	白带呈水状	性交时疼痛
生殖器疱疹 ▶P201	有	外阴皮肤长出米粒大的小水疱, 破溃后疼痛	—	性交时疼痛
尖锐湿疣 ▶P201	症状难以察觉	外阴与肛周长出尖头的小疣 (肿块)	白带发白	肿块变大后, 性交时疼痛
淋病 ▶P201	症状难以察觉	外阴瘙痒	白带增多, 黏稠, 好像混有脓液	—

不规则出血	排尿障碍	下腹部	不孕	备注、其他
有时引发不规则出血	排尿时刺痛	—	有时引发不孕	多与阴道炎并发
有时引发不规则出血	排尿时疼痛	有时伴有下腹疼痛	有时引发不孕	严重时大腿淋巴结肿大，疼痛造成行走困难
—	排尿时有类似刺痛的痛感	—	—	有时发病与性行为无关。可能出现多块溃疡面
—	排尿时疼痛	—	有时引发不孕	常出现瘙痒加剧，抓挠诱发外阴炎的情况
—	阴道口疼痛，排尿困难	—	—	严重时会出现充血脓包，引发剧痛
有时阴道出血	排尿时刺痛	—	引发不孕	洗澡时也会刺痛
轻微出血	排尿有时伴有疼痛	轻微疼痛	有时引发不孕	病情发展后，引发宫颈炎、子宫内膜炎
—	外阴疼痛造成排尿困难	—	—	严重时大腿淋巴结肿大，疼痛造成行走困难
—	肿块长大后排尿时疼痛	—	有时引发不孕	可能是宫颈癌所致
有时引发不规则出血	排尿时疼痛	—	引发不孕	感染恶化可能引发宫颈炎、子宫内膜炎

外生殖器异常

生殖器

体检报告怎么看

A **POINT**
怎么看结果

每项检查项目均有结果（数值）与基于结果的判断。如果其中有几项出现异常，但综合判断为"无异常"就不用太过担心。如果结果表明需要再次检查或接受更精密仪器的检查，请不要忽视，一定要去复查。

B **POINT**
经年变化

如果数值没有异常，但与上一年相比出现波动，也请多加留意。通过了解身体的变化与需要注意的项目，能更好地在日常生活中进行健康管理。有的体检机构会在提交体检报告时附带上一年的报告。如果没有此类服务，请妥善保存每一年的体检报告。

C **POINT**
参考范围

作为判断标准的数值。这一数值范围代表"一般被认为健康的人群有95%均在这一数值范围内"，超范围也可能是健康的。同理，有的人身体出现问题，但体检结果数值在范围之内。

D **POINT**
身体数据资料

主要关注身体质量指数（BMI）。BMI表示肥胖程度。一般来说，BMI正常值在20~25之间，超过25为超重，30以上则属于肥胖。别忘了确认与上一年的差异哦。

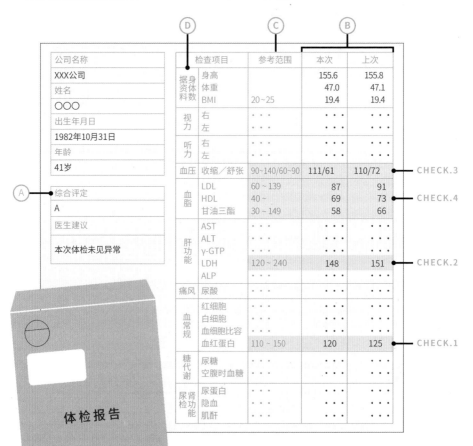

公司名称				
XXX公司				
姓名				
〇〇〇				
出生年月日				
1982年10月31日				
年龄				
41岁				

综合评定
A

医生建议
本次体检未见异常

	检查项目	参考范围	本次	上次	
据身体数据资料	身高		155.6	155.8	
	体重		47.0	47.1	
	BMI	20~25	19.4	19.4	
视力	右	・・・	・・・	・・・	
	左	・・・	・・・	・・・	
听力	右	・・・	・・・	・・・	
	左	・・・	・・・	・・・	
血压	收缩／舒张	90~140/60~90	111/61	110/72	CHECK.3
血脂	LDL	60 ~ 139	87	91	
	HDL	40 ~	69	73	CHECK.4
	甘油三脂	30 ~ 149	58	66	
肝功能	AST	・・・	・・・	・・・	
	ALT	・・・	・・・	・・・	
	γ-GTP	・・・	・・・	・・・	
	LDH	120 ~ 240	148	151	CHECK.2
	ALP	・・・	・・・	・・・	
痛风	尿酸	・・・	・・・	・・・	
血常规	红细胞	・・・	・・・	・・・	
	白细胞	・・・	・・・	・・・	
	血细胞比容	・・・	・・・	・・・	
	血红蛋白	110 ~ 150	120	125	CHECK.1
糖代谢	尿糖	・・・	・・・	・・・	
	空腹时血糖	・・・	・・・	・・・	
尿肾功能检查	尿蛋白	・・・	・・・	・・・	
	隐血	・・・	・・・	・・・	
	肌酐	・・・	・・・	・・・	

体检报告

成年女性需要重点关注的项目

CHECK.1

血红蛋白

参考范围

110~150g/L

 WARNING

低于110g/L

贫血中最常见的是缺铁性贫血。此外，患有子宫内膜异位症、子宫肌瘤等妇科疾病、慢性淋巴细胞性甲状腺炎(桥本甲状腺炎)、或肠胃中的溃疡出血也会造成贫血。其中尤其需要关注的是血红蛋白的数值。血红蛋白是红细胞的成分之一，低于100g/L会出现头晕与喘不过气等症状。

(疾病)
缺铁性贫血 ▶ P129
桥本甲状腺炎 ▶ P52
子宫内膜异位症 ▶ P192
子宫肌瘤 ▶ P193
十二指肠溃疡 ▶ P107
大肠癌 ▶ P121

CHECK.2

LDH值

参考范围

120~240IU/L

 WARNING

超过240IU/L ▶ 肝脏相关疾病
※检查基准值的范围根据临床检查使用的设备与测定方法有所不同。

LDH是血清乳酸脱氢酶，负责在体内将糖转化为能量。肝、心、肾等分泌这一物质，并大量储存在肝脏中。然而，患上一些疾病后，肝脏外围的细胞死亡，大量LDH流入血液中，导致验血检出的数值上升。可能是肝脏、胰腺、肾脏或心肺患病。

(疾病)
白血病 ▶ P65
大肠癌 ▶ P121
恶性淋巴瘤 ▶ P149
肝炎、肝硬化、肝癌、胰腺炎

CHECK.3

血压

参考范围

收缩压：90~140mmHg
舒张压：60~90mmHg

 WARNING

收缩压：140mmHg以上
收缩压：90mmHg以上 ▶ 高血压

持续出现高血压后，为了对抗压力，血管会变硬。动脉硬化发展后，还会诱发脑出血与脑梗死。此外，负责向心脏输送氧气与营养的冠状动脉硬化后，容易诱发心绞痛与心肌梗死。人们往往更关注收缩压，其实舒张压的上升也需要注意。

(疾病)
脑梗死、脑出血 ▶ P132
心绞痛 ▶ P112~113
急性心肌梗死 ▶ P114

CHECK.4

HDL、LDL、甘油三酯

参考范围

HDL：40mg/dL以上
LDL：60~139mg/dL
甘油三酯：30~149mg/dL

 WARNING

HDL：低于40mg/dL
LDL：高于140mg/dL ▶ 血脂异常症
甘油三酯：高于150mg/dL

甘油三酯或胆固醇增加(血液中的脂肪增加)，血液变得黏稠，会堵塞血管，容易诱发动脉硬化。负责从肝脏向全身运送胆固醇的低密度脂蛋白(LDL)过量增加，会在血管中形成胆固醇斑块。另一方面，负责将多余的胆固醇送回肝脏的高密度脂蛋白(HDL)过少，也会形成胆固醇的堆积。

(疾病)
血脂异常症 ▶ P4、P46
心绞痛 ▶ P112~113
急性心肌梗死 ▶ P114
脑梗死 ▶ P132

疾病一览 & 症状索引

正文按照"症状出现的身体部位"分类，介绍了各种疾病。
索引将梳理身体各部位出现的疾病及相关症状(均为正文介绍过的疾病)，
其中还包含正文中没有介绍但可能出现的症状，供各位读者参考。

★表示疾病的发展程度
绿字表示需要特别注意的症状

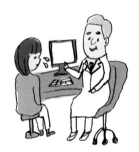

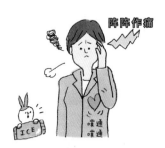

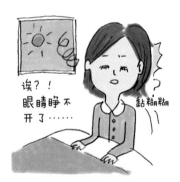
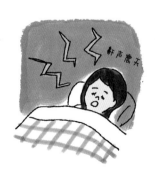

口腔

211

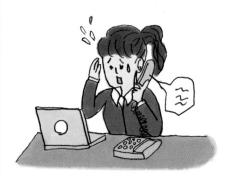

骨骼、关节、肌肉

神经

自体免疫性疾病

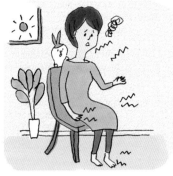

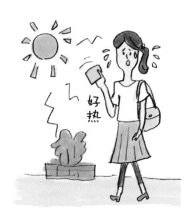

乳房

○病名 **代偿性月经**

○症状

○病名 **多囊卵巢综合征**（PCOS）

○症状

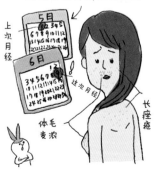

○病名 **非生理性卵巢囊肿**

○症状

○病名 **高泌乳素血症**

○症状

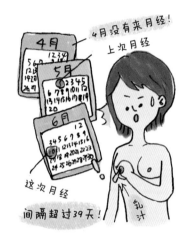

○病名 **宫颈炎、子宫内膜炎**

○症状

○病名 **宫颈柱状上皮异位**

○症状

○病名 **黄体功能不足**

○症状

好痛啊

子宫内膜息肉

宫颈息肉

感染症

224

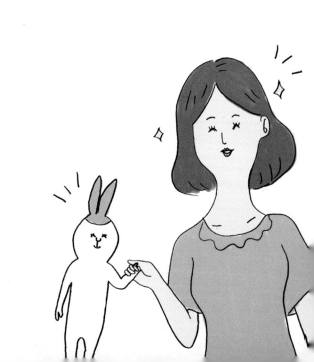

图书在版编目（CIP）数据

女子健康全书 /（日）内山明好编著；安忆译 . --
南昌：江西科学技术出版社，2023.3（2024.6 重印）
ISBN 978-7-5390-8425-1

Ⅰ.①女… Ⅱ.①内…②安… Ⅲ.①女性—保健—
基本知识 Ⅳ.① R173

中国版本图书馆 CIP 数据核字 (2022) 第 212649 号

国际互联网（Internet）地址：http://www.jxkjcbs.com
选题序号：KX2022030
版权登记号：14-2022-0046
责任编辑 魏栋伟
项目创意 / 设计制作 快读慢活
特约编辑 周晓晗 王瑶
纠错热线 010-84766347

女子健康全书　　（日）内山明好 编著　　安忆 译

出版发行	江西科学技术出版社
社　　址	南昌市蓼洲街 2 号附 1 号　邮编 330009
	电话 :(0791) 86623491　86639342(传真)
印　　刷	天津联城印刷有限公司
经　　销	各地新华书店
开　　本	710mm × 1000mm　1/16
印　　张	15
字　　数	180 千字
印　　数	5001-10000 册
版　　次	2023 年 3 月第 1 版　　2024 年 6 月第 2 次印刷
书　　号	ISBN 978-7-5390-8425-1
定　　价	78.00 元

赣版权登字 -03-2022-377 版权所有 侵权必究
（赣科版图书凡属印装错误，可向承印厂调换）

快读·慢活®

《女性健康私密指南》

守护女性荷尔蒙，每一位女性都需要的健康枕边书

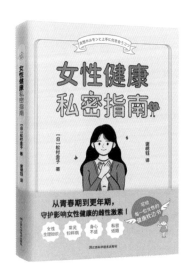

　　伴随女性一生的荷尔蒙，主宰着女性的健康和情绪。守护女性荷尔蒙，就能守护女性一生的健康！

　　知名妇科女医师带你了解女性生理知识、常见妇科疾病、私密话题等，让你情绪好、抗早衰、更健康。从青春期到更年期，针对49种女性常见身体不适症状，提出近百个应对方案，让你与女性荷尔蒙和平共处。包含痛经、失眠、月经失调、子宫肌瘤、宫颈癌等各种身心问题和常见妇科疾病，提出预防及改善对策，全面关注女性身心健康。

　　全书图文结合，插图活泼有趣，文字浅显易懂。只要掌握了针对各种不适症状的解决办法和改善措施，我们就能更开心、更舒适地度过每一天。

快读·慢活®

　　从出生到少女，到女人，再到成为妈妈，养育下一代，女性在每一个重要时期都需要知识、勇气与独立思考的能力。

　　"快读·慢活®"致力于陪伴女性终身成长，帮助新一代中国女性成长为更好的自己。从生活到职场，从美容护肤、运动健康到育儿、家庭教育、婚姻等各个维度，为中国女性提供全方位的知识支持，让生活更有趣，让育儿更轻松，让家庭生活更美好。